咽部浅表癌的内镜诊断与治疗

日本《胃与肠》编委会　编著

《胃与肠》翻译委员会　译

北方联合出版传媒（集团）股份有限公司

辽宁科学技术出版社

Authorized translation from the Japanese Journal, entitled
胃と腸　第56巻 第11号
咽頭表在癌の内視鏡診断と治療
ISSN：0536-2180
編集：「胃と腸」編集委員会
協力：早期胃癌研究会
Published by Igaku-Shoin LTD., Tokyo Copyright © 2021

All Rights Reserved. No part of this journal may be reproduced or transmitted in any form or by any means, electronic or mechanical, including photocopying, recording or by any information storage retrieval system, without permission from IGAKU-SHOIN LTD.

Simplified Chinese Characters published by Liaoning Science and Technology Publishing House, Copyright © 2024.

© 2024，辽宁科学技术出版社。
著作权合同登记号：第06-2021-225号。

版权所有·翻印必究

图书在版编目（CIP）数据

咽部浅表癌的内镜诊断与治疗/日本《胃与肠》编委会编著；《胃与肠》翻译委员会译. —沈阳：辽宁科学技术出版社，2024.8

ISBN 978-7-5591-3486-8

Ⅰ.①咽… Ⅱ.①日… ②胃… Ⅲ.①咽疾病—癌—内窥镜—诊疗 Ⅳ.①R739.63

中国国家版本馆CIP数据核字（2024）第054637号

出版发行：辽宁科学技术出版社
　　　　　（地址：沈阳市和平区十一纬路25号　邮编：110003）
印　刷　者：辽宁新华印务有限公司
经　销　者：各地新华书店
幅面尺寸：182 mm×257 mm
印　　张：6
字　　数：140千字
出版时间：2024年8月第1版
印刷时间：2024年8月第1次印刷
责任编辑：卢山秀
封面设计：袁　舒
版式设计：袁　舒
责任校对：闻　洋

书　　号：ISBN 978-7-5591-3486-8
定　　价：128.00元

编辑电话：024-23284367
E-mail：lkbjlsx@163.com　《胃与肠》官方微信：15640547725
邮购热线：024-23284502
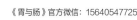

《胃与肠》编委会 (按五十音图排序)

主编 松本 主之

编者

新井 富生	入口 阳介	江崎 幹宏	小泽 俊文	小田 丈二	小野 裕之
小山 恒男	海崎 泰治	九嶋 亮治	藏原 晃一	小林 广幸	齐藤 彰一
清水 诚治	竹内 学	田中 信治	长南 明道	长浜 隆司	二村 聪
根本 哲生	伴 慎一	平泽 大	松田 圭二	八尾 建史	八尾 隆史
山野 泰穗					

专家委员会

主任委员

吕 宾　浙江中医药大学附属第一医院消化内科

委员（按姓氏笔画排序）

丁士刚　北京大学第三医院
王邦茂　天津医科大学总医院消化内科
王亚雷　安徽医科大学第一附属医院消化内科
王良静　浙江大学医学院附属第二医院内科
左秀丽　山东大学齐鲁医院
包海标　浙江中医药大学附属第一医院
杜奕奇　海军军医大学附属长海医院
李景南　北京协和医院消化内科
邹多武　上海交通大学医学院附属瑞金医院
沈锡中　复旦大学附属中山医院
张开光　中国科学技术大学附属第一医院
张国新　江苏省人民医院
陈卫昌　苏州大学附属第一医院
陈胜良　上海仁济医院消化内科
孟立娜　浙江中医药大学附属第一医院消化内科
侯晓华　华中科技大学同济医学院附属协和医院消化内科
祝 荫　南昌大学附属第一医院
黄智铭　温州医科大学附属第一医院
程向东　浙江省肿瘤医院
戴 宁　浙江大学医学院附属邵逸夫医院消化内科

翻译委员会 (按姓氏笔画排序)

代剑华　陆军军医大学第一附属医院消化内科
冯晓峰　陆军军医大学第一附属医院消化内科
张 驰　大连医科大学附属第一医院
陈 瑶　陆军军医大学第一附属医院消化内科
周学谦　陆军军医大学第一附属医院消化内科
赵 晶　浙江中医药大学附属第一医院
祝 妍　中国医科大学药学院
徐 才　大连市第五人民医院

目　录

咽部浅表癌的内镜诊断与治疗

小山 恒男[1]

关键词 咽部浅表癌 咽癌 下咽癌 咽部 ESD ELPS

[1] 佐久医疗センター内视镜内科 〒385-0051 佐久市中込 3400 番地 28
E-mail : oyama@caral.ocn.ne.jp

鉴于碘染色对食管浅表癌诊断能力的提高，20 世纪 80 年代食管浅表癌的发现率增加。20 世纪 90 年代，内镜下黏膜切除术（endoscopic muucosal resection，EMR）的问世，使食管浅表癌的内镜治疗成为可能。虽然 EMR 是一种可以达到保留食管目的的很好的治疗方法，但食管癌多为异时多发癌，尤其是合并咽癌的概率很高，因此，碘染色不能用于咽部浅表癌的检诊，其发现很困难。

到了 21 世纪，随着窄带内镜检查（narrow band imaging，NBI）技术的问世，下咽癌的早期发现得到了迅速发展。与此同时，也开始尝试应用 EMR 技术治疗咽部浅表癌。梨状窝由于上皮下层稀疏，容易进行 EMR，但下咽部的正中部的上皮下层的纤维化较强，用 EMR 切除比较困难。因此，在下咽部也开始应用内镜下黏膜剥离术（endoscopic submuucosal dissection，ESD），进而开发出了内镜咽喉手术（endoscopic laryngopharyngeal surgery，ELPS），ELPS 利用从口插入的器具直接切除病灶。

本系列图书在 2005 年首次对咽癌进行了专题出版，当时病例还很少，咽部浅表癌是一类重要的疾病。该书详细探讨了咽部浅表癌的病理诊断、内镜诊断、放大内镜诊断以及内镜治疗。另外，在"围绕浅表性中下咽癌"座谈会中，由小生和门马久美子担任主持，与耳鼻科的渡边昭仁，病理科的石黑信吾，外科的河野辰幸、大森泰一起，进行了深入讨论。现在正是咽部浅表癌诊疗的黎明时期，为了学习咽癌的诊断和治疗历史，该书非常值得研读。

5 年后的 2010 年，出版了《中下咽部浅表癌的诊断与治疗》。这 5 年来积累了病例，作为新的话题，讨论了"经鼻内镜下咽癌的诊断"，小生报告了"ESD 下咽癌的治疗效果"。

2 年后的 2012 年，再次出版了《咽部、颈部食管癌的鉴别诊断》，将其范围扩大到颈部食管，探讨了内镜诊断、病理诊断和治疗。同下咽部一样，颈部食管也是内镜观察的困难部位之一。

最后，在 2017 年出版的《咽部、颈部食管癌的诊断与治疗》中，提出了"咽部棕色区的鉴别诊断与处理"和"ESD 及 ELPS 的治疗效果"等新课题。

自作者首次参与主持下咽癌专刊座谈会以来，已经过了 16 年。在这 16 年间，遇到了各类患者，也经历了痛苦的离别。在本书中，希望大家能切实感受到这 16 年来下咽癌的诊断和治疗的进展，以此结束序言。

参考文献
[1]渡邉昭仁，石黑信吾，河野辰幸，他. 表在性の中・下咽頭癌をめぐって. 胃と腸 40: 1293-1310, 2005.

病理组织学诊断咽部浅表性磷状上皮癌的课题

藤井 诚志[1]

摘要●利用窄带内镜检查（NBI）来观察磷状上皮乳头层的毛细血管襻（IPCL），在头颈部区域检测出早期的浅表性磷状上皮癌由来已久。一方面，保留发声和吞咽等生理功能的治疗为患者带来诸多益处，但另一方面，即使完全切除，也存在低概率的淋巴结转移的病例。在解剖学上，头颈部区域没有黏膜肌层，同食管的黏膜肌层相延续，不能像可以细分壁结构的脏器那样，按层构造提示淋巴结转移的概率。作为代替，使用肿瘤厚度（tumor thickness）。另外，在《TNM分类第8版》中，需要通过病理组织学诊断来判定中咽部癌和原发灶不明确癌是否与HPV相关。本文概述了关于具有决定治疗指南作用的咽部病理组织学诊断的相关课题。

关键词 咽部浅表癌 异型增生 淋巴结转移 肿瘤厚度 HPV

[1] 横滨市立大学大学院医学研究科·医学部分子病理学
〒236-0004 横滨市金泽区福浦 3-9

引言

咽部浅表癌和食管癌等其他浅表癌一样，被定义为"肿瘤的深度局限在黏膜下层，不论淋巴结转移与否"。在头颈部癌的现行病理组织学诊断中，因为作为黏膜下层的替代名称使用了上皮下层，因此，咽部浅表癌的定义是"肿瘤的深度局限在上皮下层，不论淋巴结转移与否"。在头颈脏器的组织解剖中，黏膜只有上皮，上皮的下层和其他的消化道不同，因为没有黏膜肌层，所以没有黏膜固有层和黏膜肌层的详细划分，一直延续到固有肌层（**图1**）。另外，在包括食管在内的消化道中，黏膜由上皮、黏膜固有层及黏膜肌层构成，黏膜肌层深处为黏膜下层，并向固有肌层延伸。如**图1**所示，食管黏膜下层的表层部分，相当于下咽部黏膜下

层更深层的部分，而下咽部黏膜下层表层在食管中却不是黏膜下层。这样，食管黏膜下层浸润癌和下咽部黏膜下层（上皮下层）浸润癌的兼容性很难得到统一。另外，头颈部癌如咽部的黏膜下层浸润癌的生物学表现与消化道黏膜下层浸润癌的表现不同。因此，在头颈部浅表癌研究会上，特意使用了"上皮下层"这一术语，以避免产生与消化道黏膜下层浸润癌完全相同的感觉，所以在处理头颈部浅表癌时需要注意。本文介绍了头颈部浅表癌的病理组织学诊断特征和至今为止的分类变迁，以及关于头颈部浅表癌今后的课题。

咽部浅表癌的病理学特征

头颈部浅表癌是可以联合使用窄带内镜检查（narrow band imaging，NBI）和放大内镜进

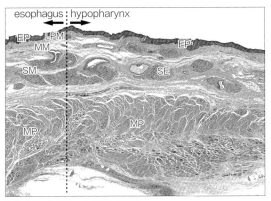

图1 下咽部和食管的壁结构
EP：上皮；LPM：黏膜固有层；MM：黏膜肌层；SM：黏膜下层；SE：上皮下层；MP：固有肌层。

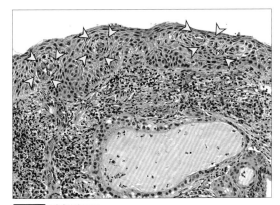

图2 子宫颈IPCL
花瓣状分支的IPCL（黄色箭头）被视为异型血管。

行检查的。在磷状上皮存在的部位，有上皮乳头层，那里有被称为上皮内乳头状毛细血管襻（intra-papillary capillary loop，IPCL）的相当于毛细血管的微血管。IPCL存在于消化道的黏膜层深处，是一种与具有明显平滑肌壁结构的血管不同的毛细血管。这种IPCL一定存在于有磷状上皮的部位，如**图2**所示，在子宫颈也存在IPCL。在子宫颈，通过阴道镜（子宫阴道部放大镜诊断）观察，确定活检采集部位。其中的特征之一是异型血管区域的存在。虽然不是像食管和头颈部那样只重视IPCL的变化而发展起来的诊断学，但是如**图2**所示，可以在发现异型血管的区域采集活检组织。在头颈部浅表性病变中，IPCL呈分支聚集，内腔也扩张。利用这些与正常情况不同的变化，可以认识到磷状上皮的肿瘤性病变与周围区域的不同。

图3为诊断为中咽部左侧壁6 mm大的浅表性磷状上皮癌（squamous cell carcinoma，SCC）行内镜下黏膜切除术（endoscopic mucosal resection，EMR）的病例。在**图3a**的NBI图像中，确认棕色区，确认扩张的IPCL聚集的区域（**图3a**，黄色箭头）。在实体显微镜图像中，扩张的IPCL的聚集被认定为多巢性（**图3b**，黄色箭头），在该标本的卢戈氏染色像（**图3c**）中，那些IPCL与聚集的部分一致，为不染像。在实体显微镜下的放大图像

中，如在NBI图像中所确认的那样，可以发现伸长为线圈状的IPCL的聚集像（**图3d**，黄色箭头）。

从咽部浅表癌的内镜像中得到的观察结果，可以概括为被称为"棕色区"的色调变化和IPCL的形态变化。前者的色调变化是指，通常白光下被视为发红的区域在使用NBI后会被描绘成边界清晰的茶褐色区域。正常的磷状上皮呈略带绿色的白色调，具有光泽，上皮下的微血管网清晰可见，但SCC的情况下则被认为是混浊的茶褐色调的区域。因此，可在非肿瘤部和肿瘤部之间呈现清晰的边界，为了证实其边界，在病理组织学上形成了front。这种"棕色区"是由于肿瘤性组织和周围非肿瘤性组织之间散射光和吸收光的平衡不同而产生的，其主要原因之一是由肿瘤性组织中微小毛细血管增生所引起的。

另一个重要的IPCL形态变化证明了扩张和不规则，它们由直径不一、走行不规则和密度增加的血管组成。IPCL在正常部分等间隔地局限于上皮下的乳头层，但是在SCC的上皮内延伸部分则不规则地扩张并有分支，延伸至上皮表层并增生。通过内镜从黏膜表面观察组织上微血管结构的变化，即IPCL的形态变化。据报道，正常IPCL的直径为10～15 μm，而不规则扩张后的IPCL直径可扩张到约100 μm，

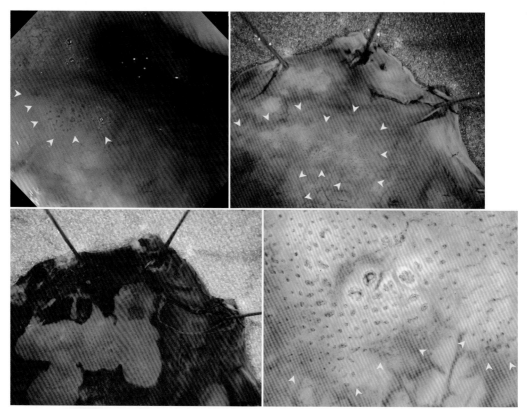

a	b
c	d

图3 中咽部左侧壁6 mm大小的浅表性SCC诊断中实施EMR的病例

a NBI像。确认棕色区，确认扩张的IPCL聚集的区域（黄色箭头）。

b 实体显微镜成像。确认扩张的IPCL的聚集具有多巢性（黄色箭头）。

c 标本的卢戈氏染色像。

d 实体显微镜放大像。就像a中所确认的一样，确认伸展成线圈状的IPCL的聚集（黄色箭头）。

相当于扩张了约10倍。从萎缩后再固定的病理组织学标本观察其直径的变化通常是很困难的，但是关注IPCL的变化来评估病理组织像，对于考虑本病变的形成是很重要的。

IPCL的变化呈多样性，内镜用"不规则"一词来表示。具体来说，"不规则"是指：①血管直径的不规则；②走行的不规则；③血管密度的不规则。作为内镜用语，根据这些观点对微血管构造（microvascular prooliferation, MVP）进行介绍，在对应的病理组织学图像中：①IPCL的血管密度增加；②IPCL在上皮表层附近伴随分支生长；③显示大小不规则的血管腔的形成，根据观察影像如实反映。当然，并不是在开发NBI技术后才出现了这些病理组织学发现的病变。由于没有NBI发现的早期磷状

上皮病变，病理医生没有认识到磷状上皮的肿瘤性病变中一定存在这种微血管结构影像，是与磷状上皮病变形成初期的变化相关的。

关于IPCL的名称是否在肿瘤性磷状上皮病变中使用是有争议的。但是在头颈部区域，像后面介绍的基底细胞增生那样，无论是否为前驱病变，在必须经过随诊观察才能进行判断的病变中，IPCL也会增殖和分支。也就是说，对于非肿瘤性基底细胞是增生的上皮，还是肿瘤性前驱病变，在见解尚未确定的病变中IPCL的变化是不言自明的事实。另外，由于没有科学的验证数据完全否定肿瘤性病变中的微血管是来源于IPCL的，即使是头颈部的肿瘤性磷状上皮病变，目前也没有确定的不使用IPCL称呼的根据，这样的判断在科学上也是妥当的。

表1 咽部浅表性磷状上皮病变IPCL的变化与细胞异型、结构异型的对比

	正常	炎症	轻度异型	高度异型	上皮内癌	浸润癌
IPCL向上延伸	（-）	中层	表层	表层	表层	表层
IPCL的分支扩张	（-）	（-）~轻度	（+）	（+）	（+）	（+）；复杂
IPCL直径增大	（-）	（-）	轻度~高度	高度	高度	高度
增殖细胞*的分布	AB	（-）	LI~LH	S	S	D
基底细胞是否保持栅栏状排列	（+）	（+/-），水肿性	（+）	（+）	（+/-）	-
基底细胞的肿大	（-）	（-）	（-）	（+/-）	（+）	（+）
棘细胞层的残留	（+）	（-）	（+）	（-）	（-）	（-）
最表层细胞成熟像的残留	（+）	（-）	（+）	（+）	（-）	（-）
核极性/排列	PP	PP	PP	PL	PL	PL
核密度	NI	NI	IM	IS	IS	IS
在上皮下形成游离细胞巢的浸润	（-）	（-）	（-）	（-）	（-）	（+）

AB：排列在（旁边）基底层；LI：位于IPCL周围；LH：局限于上皮下1/3层；S：分散在上皮内；D：上皮全层细胞密度高；PP：保持极性；PL：极性消失；NI：不高；IM：上皮下1/3层升高；IS：上皮内全层高度升高。
*：增殖细胞。通过免疫组织化学染色识别为Ki-67阳性细胞。
IPCL：乳头层的毛细血管。
根据《头颈部癌处理规约第6版》进行分类。
（Fujii S, et al. Microvascular irregularities are associated with composition of squamous epithelial lesions and correlate with subepithelial invasion of superficial-type pharyngeal squamous cell carcinoma. Histopathology 56；510-522, 2010をもとに作成）

不仅是磷状上皮病变，在肿瘤性病变的判定中通过细胞异型、结构异型的观察结果进行判断，由异型增生发展为磷状上皮内癌，进而发展为浸润性癌。除此之外，我们还发现微血管构造的变化是分阶段存在的，通过关注IPCL的变化，对浅表性磷状上皮病变的形成有了进一步的理解，认为是基于对与内镜的对比可能的病理组织学的诊断和思考。内镜像和病理组织像的对比性研究可验证相互诊断结果并促进下一阶段在诊断学、治疗学等领域的医疗水平的进步。作者发现了与细胞异型、结构异型并行的IPCL变化，并在**表1**中提出。IPCL的变化有：① IPCL向上方延伸；② IPCL的分支扩张；③ IPCL直径增大。由于与正常磷状上皮乳头层的IPCL形状不同，所以使用表现为正常距离间隔的异型（atypia）一词，将其理解为IPCL atypia。IPCL的变化程度不同，不仅在肿瘤性病变中，在非肿瘤性病变中也被认可。另外，由于病变程度不同，与以往磷状上皮的细胞异型和结构异型联动也有变化。对于细胞异

型和结构异型，如**表1**所示，④增殖细胞的分布；⑤基底细胞是否保持栅栏状排列；⑥基底细胞的肿大；⑦棘细胞层的残留；⑧最表层细胞成熟像的残留；⑨核极性/排列；⑩核密度；⑪在上皮下形成游离细胞巢的浸润。这8项是判断磷状上皮病变为早期肿瘤性病变的重要观点。虽然还有其他可以识别的变化，但是在以IPCL的变化为中心来理解病变的构成时，应该特别注意基底细胞的变化和磷状上皮全层性的变化。

异型增生

在WHO分类（2017版）中，将上呼吸道消化道上皮的异型增生（dysplasia）定义为"由增加向SCC发展可能性的基因变化的积累引起的结构及细胞变化形成的病变"。目前，WHO分类正在修订中，但仅对现行内容进行概述（**表2**）。

在WHO分类（2017版）中，作为异型增生（dysplasia）分类采用了2分法和3分

法。在 2 分法中，将以往的轻度异型、中度异型、高度异型和上皮内癌分别分为低级别 / 轻度异型增生（low-grade dysplasia）和高级别 / 重度异型增生（high-grade dysplasia）两部分。该 2 分法在 2019 年修订的 WHO 分类中也用于食管的磷状上皮异型形成。笔者编写了食管鳞状上皮异型增生的章节，作为修订工作的前提，在世界范围内采用的是异型增生（dysplasia），而不是上皮内瘤变（intraepithelial neoplasia）。在头颈部 WHO 分类（2017 版）中，原本就没有使用上皮内瘤变。有时在日本的病理诊断报告中，对于头颈部的咽喉、喉头的异型，至今仍可以看到上皮内瘤变的诊断名称，但这是不恰当的用法。在最近修订的头颈部 WHO 分类中，也决定使用异型增生。

重要的是，在 WHO 分类（2017 版）中，将 3 分法也在注释栏中做了介绍，在这种情况下，原位癌（carcinoma in situ）和重度异型增生（high-grade dysplasia）是有区别的。关于这一点，在消化道 WHO 分类（2019 版）中，也一致认为原位鳞状细胞癌（squamous cell carcinoma in situ）和重度异型增生（high-grade dysplasia）是有区别的。为了避免混乱，使迄今为止的头颈部区域分类法的差异最小化，在修订《头颈部癌处理规约第 6 版》时，将其分类为 low-grade dysplasia, high-grade dysplasia 和 carcinomain in situ 3 种，认为 WHO 分类（2017 版）的注释栏中记载的异型 2 分法是适当的。但是，WHO 分类（2017 版）与以往的分类还有一点不同，那就是将以往 low-grade dysplasia 中所包含的中度异型包括在 high-grade dysplasia 中。

另外，日本和欧美之间存在的决定性差异在头颈部方面仍没有消除。欧美国家重视间质浸润作为癌症诊断依据，日本诊断的原位癌（carcinoma in situ）和 severe dustria 很有可能被认为是基本相同的。鉴于不仅在日本，在国际上 carcinoma in situ 和 severe dysplasia 的诊断也难以达成一致，WHO 分类（2017 版）

表2 磷状上皮病变的分类与各分类的对比

异常成熟水平（WHO分类2005）	WHO分类2005	SIN分类	Ljubljana分类	修正Ljubljana分类	WHO分类2017	头颈部癌处理规约第6版 异型增生2分法	头颈部癌处理规约第6版 异型增生3分法
	鳞状上皮增生	鳞状上皮增生	鳞状上皮增生			鳞状上皮增生	鳞状上皮增生
下1/3	轻度异型增生	SIN1	基底旁增生	低级SIL	低度发育不良	低度发育不良	轻度发育不良
1/3至1/2	中度发育不良	SIN1 或 SIN2	不典型增生			低度发育不良	中度发育不良
上1/2到3/4	严重发育不良	SIN2		高级SIL	高度发育不良*	低度发育不良	中度发育不良
全厚度	原位癌		原位癌	原位癌		高度发育不良	严重发育不良
						原位癌	原位癌

*：如果采用三层系统，则原位癌与重度不典型增生分离。
SIN：上皮内瘤变。

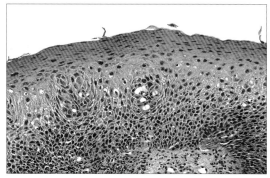
图4 低度异型增生（轻度异型增生）

提出，使用分为 low-grade dysplasia（轻度异型增生、中度异型增生）和 high-grade dysplasia（重度异型增生）的 2 分法，不仅在日本，在国际上也会缩小诊断者之间的差异。但是，在对消化道 WHO 分类（2019 版）进行修订时，日本主张在鳞状上皮异型增生（squamous dysplasia）中，存在包括基底层置换型的上皮内延伸在内的上皮内癌。如果我们把重点放在临床对应上，由于 high-grade dysplasia 多被认为是需要进行黏膜切除、再活检、密切的随访等对应临床早期的病变，因此与轻度异型增生（low-grade dysplasia）之间进行划分的 2 分法更方便作为临床操作指南使用，在诊断和治疗两方面都是实用的分类。

综上所述，鉴于日本的现状，WHO 分类（2017 版）所提倡的分类法各有优缺点。另外，在以上次的 WHO 分类（2005 版）为基础的《头颈部癌处理规约第 5 版》中，采用异型增生 3 分法，区分上皮内癌。考虑到此次 WHO 分类（2017 版）的修订，如果保持与以往分类的一致性，我们认为同时采用异型增生 2 分法和 3 分法还是妥当的。但是，关于中等程度的异型，如果像以前那样使用异型增生 2 分法和 3 分法的话，我认为还是像日本迄今为止使用的方式分开比较好。因此，在《头颈部癌处理规约第 6 版》中，将中度异型增生归入 low-grade dyplasia，不改变以往的分类，并且，根据 WHO 分类（2017 版）中明确的内容，原位

癌（carcinoma in situ）将其区别使用。鳞状上皮增生（squamous hyperplasia）沿袭了 WHO 分类（2005 版）和《头颈部癌处理规约第 5 版》，与异型增生进行了区分。

虽然详细地阐述了复杂的历程，但最重要的是，关于所使用的分类法，要在临床医生充分相互理解后再使用。

《头颈部癌处理规约第 6 版》中登载了异型增生、上皮内癌的组织像［low-grade dysplasia（mild dysplasia）］。另外，还提示了部分同一病变的不同切片的图像。在上皮内下方 1/3 以下，有类似基底细胞 / 旁基底细胞的异型细胞增殖，但在其上方仍保持着磷状上皮固有的层状结构（**图 4**）。在 low-grade dysplasia/moderate dysplasia（中度异型增生）中，上皮内下方 2/3 以下，有类似基底细胞 / 旁基底细胞的异型细胞增殖，核的肿大和大小不同，比轻度异型增生（mild dysplasia）更明显（**图 5**）。在上方保持着磷状上皮固有的层状结构。在 high-grade dysplasia/severe dysplasia（重度异型增生）中，异型细胞在上皮内超过 2/3 的上方部分出现排列紊乱并增殖（**图 6**）。具有纺锤形核和大型核的细胞也混在一起。表层保留了复层，保持了磷状上皮的层状分化。在原位鳞状细胞癌（squamous cell carcinoma）中，上皮全层具有高度核异型的异型细胞不规则地排列增殖，上皮的层状分化结构完全消失。有时 IPCL 的增生明显（**图 7**），有时不明显。基底膜保持，形成游离细胞巢而无间质浸润。

基底细胞增殖伴微血管不规则

通过 NBI 可以观察出由磷状上皮构成的黏膜表层的血管，因此能够识别被称为棕色区（brownish area）的微小平坦型病变，这些都将作为病理组织学标本被检出。但是，即使对其病理组织学标本进行检查，根据以往关于磷状上皮病变的病理组织学的诊断标准，也只能认定为不能诊断为肿瘤性病变的初期阶段的轻度异型增生的病理组织像。作者等首先报告了

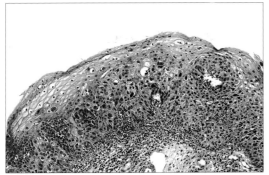

图5 低度异型增生（中度异型增生）
［日本頭頸部癌学会（編）. 頭頸部癌取扱い規約, 第6版補訂版, 金原出版, 2019より転載］

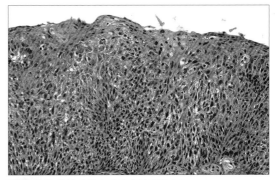

图6 高度异型增生（重度异型增生）
［日本頭頸部癌学会（編）. 頭頸部癌取扱い規約, 第6版補訂版. 金原出版, 2019より転載］

"基底细胞增殖伴 IPCL 异型性"这种病变。不考虑 IPCL 的变化，如果要明确与以往作为诊断名使用的基底细胞增殖的异同，并使用反映病理组织学结果的记述性的诊断名，那么"基底细胞增殖伴微血管不规则"更贴切。

图 8a 为该病变的 NBI 图像。索状的 IPCL 均匀分布，但是没有发现绿色调增厚的黏膜上皮的变化。作者通过观察和研究病理组织像，发现了本病变内镜像的特征，并发表了论文。迄今为止，咽部浅表性病变，关于在 NBI 中发现的病变，病理组织像的讨论研究的方向是从内镜像到病理组织像，但是关于本病变，研究的方向是相反的，是从病理组织像中找出内镜像中所认可的特征。基底细胞增殖伴微血管不规则的内镜像中存在特征性的外观，与 SCC 可明确区分，整理并报告这些意见。举出能够排除 SCC 的内镜观察结果如下：IPCL 间的黏膜为血管间黏膜呈透明性（intervascular transparency），IPCL 为单一形态（monotonous shape）和分布规则（regular distribution）。

基底细胞增殖伴微血管不规则的病理组织像显示在图 8b 上，上皮下的乳头层之间的微小毛细血管向上延伸、分支，但这些毛细血管，即 IPCL 以均等间隔存在。而且，与基底细胞或旁基底细胞相似的异型细胞在它们的毛细血管周围局部增殖。但是，增殖的细胞异型度较低，未观察到核分裂像、角化不良的细胞

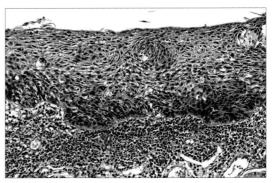

图7 原位鳞状细胞癌（IPCL明显增生的病例）

（dyskeratotic cell）。另外，从上皮基底层侧到层状增厚，且未发现具有区域性的层状异型细胞的增殖。根据以上观察结果，虽然发现了相当于 IPCL 的毛细血管增生，但是没有发现诊断为轻度异型时所需的细胞异型和结构异型。如果对该病变使用描述性的诊断名称，则为"基底样细胞增殖伴微血管不规则"。

综上所述，基底细胞增殖伴微血管不规则（基底细胞增殖伴 IPCL 异型性）是一种从内镜像、病理组织像两方面都应与 SCC 和异型区别开来的病变。这种病变是通过 NBI 才能发现的病变。虽然伴随着 IPCL 的变化，但从现行的病理组织学的诊断标准和生物学角度来看，难以判断为肿瘤性病变。为了弄清病变的本质，必须追根究底。但是，随访过程中病变也没有变化，或者通过活检被认为几乎消失的病变也

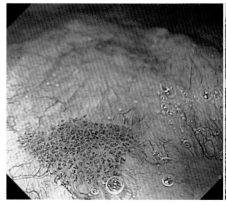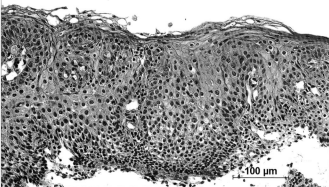

图8 基底细胞增殖伴微血管不规则
a NBI像。
b 病理组织像。

包括在内，相反随访也有被认为是肿瘤性病变的情况，实际上是双向的病变。由于是在内镜检查中检测出的病变，为了不接受过度的治疗，进行活检时，需要慎重的病理组织学诊断。是否被认为是SCC的前驱病变，需要对转移到SCC的风险等进行时间验证，进行多方面的分析。

浸润评价

如前所述，由于在头颈部区域没有黏膜肌层，因此很难判定SCC的上皮突起的伸展和向下发育是否应被视为"间质浸润"。与上皮内癌明显分离，存在于间质中的1个以上上皮性肿瘤性细胞巢（这里称为solitary nest）的情况被作者定义为浸润癌（**图9**）。浸润的定义是评估癌细胞脉管浸润，淋巴结转移等高发风险的生物学改变的评价，这是直接关系到病理组织学诊断对浸润癌的再现性的重要决定，在把握头颈部浅表癌的病理上也具有绝对的重要性。在作者以前的讨论中，也有未发现孤立性细胞巢（solitary nest）的病例，不论上皮内伸展部分的上皮如何增厚，上皮突起如何伸展，也从来没有发生过淋巴结转移的病例。提示在上皮下的游离细胞巢是"浸润"的根据。

肿瘤厚度和淋巴结转移风险

对《头部癌处理规约第6版》的T因子与上皮下浸润的关系进行了研究，发现病理组织学的肿瘤直径和上皮下浸润存在相关关系，肿瘤直径越大，上皮下浸润率越高。甚至，肿瘤直径和肿瘤厚度之间也存在相关性。另外，在肿瘤厚度与有无脉管侵袭之间的关系中，肿瘤越厚，也就是说，深度越深，脉管侵袭影像也具有显著性差异。以上提示肿瘤的厚度也可能是危险因素之一。作者研究的对象中有数例属于T2，但未发现上皮下浸润及脉管侵袭。正因为如此，肿瘤厚度与脉管侵袭相关的事实意味着，与其他消化器官一样，考虑到肿瘤厚度的T因子可能成为更合理的危险因素，这可以成为临床医生决定进一步治疗淋巴结肿大等的合理解释。日本的头颈部浅表癌调查结果，将于近期发表。

中咽部浅表性SCC与HPV的关联性

根据免疫组织化学染色的p16蛋白的表达与否来判断是否感染人乳头状病毒（human papilloma virus，HPV），《TNM分类第8版》中，也要求对中咽部癌及原发不明癌进行是否与

HPV 有关的判定。T 分类、N 分类的判定要求对 p16 进行免疫组织化学检索，p16 阴性中咽部癌、p16 未进行免疫组织化学染色的中咽部癌、p16 阳性中咽部癌分别被判定为阳性中咽部癌。例如，p16 阴性中咽部癌的 N1，在同侧的单发性淋巴结转移时，最大直径小于 3 cm 且无淋巴结外浸润，而 p16 阳性中咽部癌的 N1，在同侧淋巴结转移时，最大直径均小于 6 cm。像这样，p16 阳性和阴性之间对淋巴结转移大小的判定标准不同。关于 T 分类，T1 无论是 p16 阳性还是阴性，均为最大直径在 2 cm 以下的肿瘤。向病理医生提交中咽部癌的活检或外科切除标本，要求进行 p16 免疫组织化学染色标本的判定，其必要的理由是"有无 HPV 感染对预测中咽部癌的治疗反应性和预后有帮助"。所以免疫组织化学染色的 p16 阳性的判定标准如《头颈部癌处理规约第 6 版》所述，"70% 以上的肿瘤细胞的细胞核呈现弥漫性强阳性图像"。这类标准通常基于临床试验结果。

子宫颈癌是由于 HPV 感染而产生的癌，很早就被人们所熟知。与中咽部 SCC 不同，在诊断子宫颈癌的组织病理学时不确认是否感染 HPV。在头颈部癌的领域，从 20 世纪 80 年代开始就有报告称 HPV 感染与癌症有关，但进入 21 世纪后，中咽部癌中约有 50% 被检测出 HPV 基因，以年轻年龄层为中心的 HPV 感染正在增加。因此，对于中咽部癌是否感染 HPV 也应引起重视。在日本的调查中也发现，约 50% 的中咽部癌感染 HPV，p16 中 HPV 亚型占 90%。最近作者等发表的回顾性研究表明，针对 T1～T2，N0 HPV 相关中咽部 SCC 患者的放射线疗法（radiotherapy，RT）和化学放射线疗法（concurrent chemoradiotherapy，CCRT）的效果相同，表明仅用 RT 就可以治疗。除 T1～T2、N0 以外的 Stage Ⅰ～Ⅱ 的 HPV 相关中咽部 SCC 患者，可以使用 160 mg/m² 以上剂量的含顺铂的 CCRT 进行治疗。

鉴于这一结果，免疫组织化学染色引起的 p16 蛋白表达可作为 HPV 感染的筛选标志物，

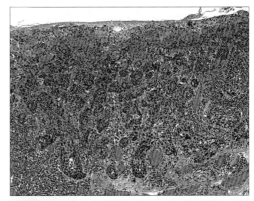

图9 与上皮内癌明显分离，存在于间质的上皮性肿瘤性细胞巢（solitary nest）

表明可以根据是否感染 HPV 改变治疗强度。在《TNM 分类第 8 版》中，之所以区分为 HPV 阳性（关联性）中咽部癌和 HPV 阴性（非关联性）中咽部癌，是因为 HPV 阳性中咽部癌与 HPV 阴性中咽部癌相比，放射线敏感性、化学疗法敏感性高，预后良好，治疗强度可以变更。一般认为，HPV 阳性中咽部原发 SCC 的病理组织学特征，非角化型或非角化型和角化型混合的混合型多，角化型细胞构成的 SCC 少。另外，被称为突然角化（abrupt keratinization）被认可的粉刺状坏死（comedo necrosis）的非角化型 SCC 也有很多具有 p16 阳性，而且乳头状鳞状细胞癌（papillary squamous cell carcinoma）和基底细胞样鳞状细胞癌（basaloid squamous carcinoma）等特殊型 SCC 也具有 p16 阳性。其他组织类型，如淋巴上皮癌（lymphoepithelial carcinoma）、大细胞神经内分泌癌（large cell neuroendocrine carcinoma）、小细胞癌（smart cell carcinoma）也有很多具有 p16 阳性。SCC 中，非角化型细胞有阳性倾向。另外，在角化型 SCC 中，p16 在总生存、疾病特异性生存方面都被认为是预后良好的标志物。综上所述，由于中咽部癌的免疫组织化学染色而导致的 p16 蛋白表达改变了治疗方针，病理医生必须要准确判定。

在头颈部区域，经常会在原发不明的颈部转移癌或原发不明的颈部肿瘤等临床病例中合

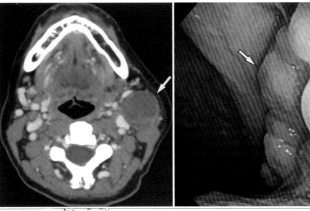

|a|b|
|c|d|

图10 囊性变颈部淋巴结转移中 p16免疫组织化学染色有用的病例
a 增强CT影像。左侧ⅡA区域发现淋巴结肿大，显示囊性变（黄色箭头）。
b 内镜像。在左扁桃体发现了相当于T1的中咽部癌（黄色箭头）。
c 病理组织像。
d p16免疫组织化学染色像。

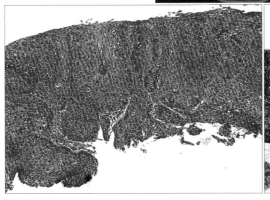
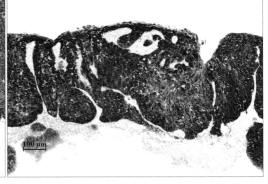

并颈部淋巴结转移。对于原发不明的颈部转移癌，在临床实践中，腭扁桃体切除术经常被证明其有用性，有时会发现浅表性SCC。在确认原发不明的颈部转移癌的情况下，积极地对腭扁桃体等中咽部进行检查很有帮助。据报告，原发不明的颈部转移SCC中，18%～40%的原发病灶是腭扁桃体，如果加上舌根扁桃体，有80%～90%是中咽部原发。其理由是，即使在腭扁桃体和舌根扁桃体较深的隐窝深处有小的原发病灶，通过NBI也很难检测出隐窝深处的原发病灶。另外，据说通过检测腭扁桃体切除术标本可使原发病灶的检出率上升3倍，而单纯通过标本的活检不足以检测原发病灶。现在，作为内镜诊断技术的革新进步之一，NBI显著提高了磷状上皮区域黏膜中早期病变的检测能力。

另外，进一步介绍了p16免疫组织化学染色对囊性变颈部淋巴结转移有用的病例。在增强CT图像中，发现了左侧ⅡA区域显示囊性变的肿大淋巴结（**图10a**，黄色箭头）。关于原发病灶，增强CT图像中很难检出病变，内镜检查发现左扁桃体有相当于T1的中咽部癌（**图10b**，黄色箭头）。扁桃体肿瘤由隐窝上皮伸展的SCC构成（**图10c**），免疫组织化学染色时，肿瘤细胞呈弥漫性地表达p16蛋白，被认为是HPV阳性（**图10d**）。

当看到导致囊性变的淋巴结时，有两点应该注意：一是，如果引起囊性变的淋巴结转移灶的SCC细胞为p16阳性的话，那么应考虑中咽部原发灶的可能性；二是，当看到隐窝上皮的脑回样胞巢时，要鉴别扁桃体出现SCC。转移灶中也有可能发现扁桃体原发的脑回样胞巢，这一点也值得注意。虽然也有极其罕见的来自腮沟性囊泡的SCC，但首先应该探查是否还有其他的原发灶。换句话说，对原发灶的检诊来说，p16免疫组织化学染色和EBER-ISH

（Epstein-Barr virus-encoded small RNA in situ hybridization）是有用的。实际上，在《TNM分类第8版》中，在原发灶探查过程中，p16免疫组织化学染色为阳性的情况下，作为HPV关联性中咽部癌，如果检测出EBV（Epstein-Barr virus），则被归类为上咽部癌，p16免疫组织化学染色和EBER-ISH法被认为是原发不明的颈部转移癌所必需的检查。

结语

病理组织学的诊断反映患者的预后及风险，有助于治疗指南提供可靠信息和新治疗方法的开拓。咽部浅表性SCC是通过临床革新的内镜技术发现的病变，现在需要病理医生仔细观察病理标本，并反馈诊断报告，为治疗指南的决定做出贡献。

参考文献

[1]日本頭頸部癌学会（編）. 頭頸部癌取扱い規約，第6版. 金原出版，2018.

[2]Fujii S, Yamazaki M, Muto M, et al. Microvascular irregularities are associated with composition of squamous epithelial lesions and correlate with subepithelial invasion of superficial-type pharyngeal squamous cell carcinoma. Histopathology 56: 510-522, 2010.

[3]El-Naggar AK, Chan JKC, Grandis JR, et al（eds）. WHO Classification of Head and Neck Tumors, 4th ed. IARC press, Lyon, 2017.

[4]WHO Classification of Tumours Editorial Board（eds）. Digestive System Tumours, WHO Classification of Tumours, 5th ed. IARC press, Lyon, 2019.

[5]Barnes L, Eveson JW, Reichart P, et al. Edited World Health Organization Classification of Tumours Pathology and Genetics Head and Neck Tumours. IARC press, Lyon, 2005.

[6]日本頭頸部癌学会（編）. 頭頸部癌取扱い規約，第5版. 金原出版，2012.

[7]日本頭頸部癌学会（編）. 頭頸部癌取扱い規約，第6版補訂版. 金原出版，2019.

[8]Yagishita A, Fujii S, Yano T, et al. Endoscopic findings using narrow-band imaging to distinguish between basal cell hyperplasia and carcinoma of the pharynx. Cancer Sci 105: 857-861, 2014.

[9]Brierley JD, Gospodarowicz MK, Wittekind C, et al（eds）. TNM classification of malignant tumors, 8th ed. Wiley Blackwell, Hoboken, 2017.

[10]Vermorken JB, Psyrri A, Mesía R, et al. Impact of tumor HPV status on outcome in patients with recurrent and/or metastatic squamous cell carcinoma of the head and neck receiving chemotherapy with or without cetuximab: retrospective analysis of the phase III EXTREME trial. Ann Oncol 25: 801-807, 2014.

[11]D' Souza G, Kreimer AR, Viscidi R, et al. Case-control study of human papillomavirus and oropharyngeal cancer. N Engl J Med 356: 1944-1956, 2007.

[12]Saito Y, Hayashi R, Iida Y, et al. Optimization of therapeutic strategy for p16-positive oropharyngeal squamous cell carcinoma: Multi-institutional observational study based on the national Head and Neck Cancer Registry of Japan. Cancer 126: 4177-4187, 2020.

[13]Fujimaki M, Fukumura Y, Mitani K, et al. Histological subtypes and characteristic structures of HPV-associated oropharyngeal carcinoma: study with Japanese cases. Diagn Pathol 8: 211, 2013.

[14]Thompson ED, Stelow EB, Mills SE, et al. Large cell neuroendocrine carcinoma of the head and neck: a clinicopathologic series of 10 cases with an emphasis on HPV status. Am J Surg Pathol 40: 471-478, 2016.

[15]Jo VY, Mills SE, Stoler MH, et al. Papillary squamous cell carcinoma of the head and neck: frequent association with human papillomavirus infection and invasive carcinoma. Am J Surg Pathol 33: 1720-1724, 2009.

[16]Bishop JA, Westra WH. Human papillomavirus-related small cell carcinoma of the oropharynx. Am J Surg Pathol 35: 1679-1684, 2011.

[17]Cai C, Chernock RD, Pittman ME, et al. Keratinizing-type squamous cell carcinoma of the oropharynx: p16 overexpression is associated with positive high-risk HPV status and improved survival. Am J Surg Pathol 38: 809-815, 2014.

[18]日本頭頸部癌学会（編）. 頭頸部癌診療ガイドライン，2018年版. 金原出版，2017.

[19]Schmalbach CE, Miller FR. Occult primary head and neck carcinoma. Curr Oncol Rep 9: 139-146, 2007.

[20]Fu TS, Foreman A, Goldstein DP, et al. The role of transoral robotic surgery, transoral laser microsurgery, and lingual tonsillectomy in the identification of head and neck squamous cell carcinoma of unknown primary origin: a systematic review. J Otolaryngol Head Neck Surg 45: 28, 2016.

[21]Pavlidis N, Pentheroudakis G, Plataniotis G. Cervical lymph node metastases of squamous cell carcinoma from an unknown primary site: a favourable prognosis subset of patients with CUP. Clin Transl Oncol 11: 340-348, 2009.

[22]Goldenberg D, Begum S, Westra WH, et al. Cystic lymph node metastasis in patients with head and neck cancer: An HPV-associated phenomenon. Head Neck 30: 898-903, 2008.

Summary

Problems to Be Solved in Pathological Diagnosis of Superficial Squamous Cell Carcinoma of Pharynx

Satoshi Fujii[1]

NBI（Narrow band imaging）for visualizing IPCL（intra-papillary capillary loops）has enabled discovery of superficial SCC（squamous cell carcinoma）of the head and neck at early stage, and preservation of physiological functions such as voice and swallowing, the latter being an innovation in treatment for SCC of HN（head and neck）. However, there are patients in which lymph node metastasis occurs infrequently, therefore, several problems that need to be addressed regarding management of superficial HNSCC have become apparent. One such problem concerns determination of the necessity for additional dissection of lymph nodes on the basis of pathological findings in resected superficial HNSCC specimens. In head and neck, the pathological T factor does not include the concept of depth of invasion because of absence of the muscularis mucosae ; thus, the wide subepithelial layer of head and neck cannot be subdivided into sublayers that could provide important information concerning risk of late lymph node metastasis, as is possible for the esophagus. In addition, in the 8th edition of the TNM classification, pathological diagnosis is required to determine whether oropharyngeal cancer and cancer of unknown primary are HPV (human papilloma virus) −associated or not. Several problems are yet to be resolved for handling of superficial HNSCC.

[1]Department of Molecular Pathology, Yokohama City University Graduate School of Medicine, Yokohama, Japan.

咽部浅表癌的内镜诊断

——超软透明帽

井上 贵裕[1]

石原 立

松浦 伦子[2]

七条 智圣[1]

前川 聪

金坂 卓

山本 幸子

竹内 洋司

东野 晃治

上堂 文也

道田 知树

摘要●随着内镜设备的发展，发现咽部浅表癌的机会增加，但是为了维持患者的生活质量和延长生命预后，早期诊断能够进行微创治疗是最好的。要想高效地发现咽部浅表癌，最重要的是要意识到代表性的风险因素是食管癌、头颈癌的病史和饮酒、吸烟史，以及好发部位是下咽部。另外，咽部观察还存在咽部反射和解剖学死角等需要克服的各种问题。盐酸哌替啶有助于抑制咽部反射，在减轻患者负担的同时提高咽部观察质量。解剖学死角可以通过发声、适当的患者姿势、Valsalva法来缓解影响。对于Valsalva法不能很好地发挥作用的病例，超软透明帽对下咽区域的观察很有用。

关键词　咽癌　内镜诊断　盐酸哌替啶　Valsalva 法　超软透明帽

[1] 大阪国際がんセンター消化管内科　〒541–8567 大阪市中央区大手前 3 丁目 1–69　E–mail：takahiro.i.0225@gmail.com
[2] 慶應義塾大学医学部腫瘍センター低侵襲療法研究開発部門

引言

　　咽部浅表癌对于内镜医生来说是长期以来陌生的疾病，因为通常内镜观察时很难发现。但是，随着 NBI（narrow band imaging）等内镜技术的发展，增加了发现咽部浅表癌的机会。消化系统内镜领域中，咽癌常与食管癌一起被提及，这两种癌都是以磷状上皮黏膜为背景发生的，其诊断学有很多共同点，有饮酒、吸烟等共同的风险因素，同时性、异时性容易多发。

　　咽癌一旦恶化，需要进行咽部全切除手术和化学放射线疗法，改善咽部功能，以防生活质量（quality of life，QOL）显著下降。因此，通过内镜切除术和经口切除术等微创治疗的早期诊断虽然被期待，但早期发现咽癌的内镜观察方法至今尚未确立。本文将根据最新的证据，以本院的实际情况为中心，讲解内镜医生为了检出咽部浅表癌而应注意的要点和措施。

咽癌高风险患者的选定

　　首先，哪些患者需要详细的咽部观察呢？Nakanishi 等报道，为了筛选而接受上消化道内镜检查（esophagogastroduodenoscopy，EGD）的患者检出咽癌的概率极低，为 0.1%（10/872）。报告显示，患咽癌的风险因素包括：头颈癌病史（9.7%，3/31），食管癌病史（3.5%，10/282），咽喉不适（1.1%，3/265）。除上述因素外，有饮酒、吸烟史的患者患咽癌的概率较高，因此最好进行更详细的咽部观察。另外，因为咽部观察容易诱发咽部反射，从而增加患者的痛苦，所以本院除了上述有风险因素的病例外，还应注意不要花费不必要的时间进行咽部观察。

咽部麻醉

如果进行适当的咽部麻醉，可以减轻观察咽部过程中给患者带来的痛苦和我们内镜医生的压力。本院的咽部麻醉采用黏合剂法，口服含利多卡因 2% 的黏合剂 7 mL + 单糖浆 3 mL，共计 10 mL。其中 5 mL 内服后，剩余 5 mL 在咽部深处积存，1 min 后咽下。对于黏合剂法有抵触的患者，用 8% 的利多卡因泵喷雾剂喷到咽部进行麻醉。

事前的检查说明

良好的咽部观察需要患者的积极配合。在对咽部观察的必要性说明不充分的情况下操作内镜的话，不仅会增加患者的不安，还会导致身体活动和咽部反射，对观察造成很大的阻碍。"根据症状和之前的病史，有可能存在咽癌""为了早期发现，需要进行详细的咽部观察，但多少会伴随一些痛苦""有强烈痛苦时，不必客气直接地告知就可以了"，在得到患者理解的基础上进行咽部检查，可以提高观察的成功率。另外，根据部位不同，后述的"发声"和"Valsalva 法"在观察中也有一定效果。因此事先告知这些方法，在必要的时候可以顺利地得到患者的协助。

镇痛药、镇静药

对于希望在 EGD 时使用镇痛药、镇静药的患者，本院根据医生的判断，使用咪达唑仑进行镇静治疗。但是，由于过度镇静，在必要的时候很难得到发声和屏气等协助，由于舌头的不自主运动，可能影响内镜操作，所以咽部观察时不使用咪达唑仑，而使用盐酸哌替啶（17.5 ~ 35 mg）。内镜接触到咽壁时，由于舌咽神经的向心性刺激，经由延髓的孤束核或疑核诱发咽部反射，但是，盐酸哌替啶作用于延髓的阿片受体，被认为可抑制该反射。虽然具有镇静作用，但在用于抑制咽部反射的剂量范围内，很少有深度镇静的情况，因此可以在保持意识水平尚可的情况下进行咽部观察。

本院通过随机比照试验，验证了盐酸哌替啶在咽部观察中的有效性。对 120 名患者进行内镜检查，以进行食管癌的详查或检查，非镇静组（41 例）、咪达唑仑使用组（40 例）、盐酸哌替啶使用组（39 例）3 组随机分配，将咽部分成 7 个部位（腭垂、中咽部后壁、会厌谷、右梨状窝外壁、内壁、左梨状窝外壁、内壁）进行拍摄。分别根据图像质量分为 1 分或 0 分，合计以 7 分满分进行评价。比较各组的平均得分后，盐酸哌替啶使用组（6.8 分）与非镇静组（5.7 分）和咪达唑仑使用组（5.5 分）相比得分显著升高（$P < 0.0001$）。研究表明，盐酸哌替啶的使用提高了咽部观察的质量。

内镜观察的实际情况和检诊浅表癌的方法

目前，在咽部观察方面还没有确定的方法和步骤，根据设施和内镜医生的不同，方法也各不相同。为了防止咽部浅表癌漏诊，最好是在预先决定好拍摄部位和拍摄顺序的基础上进行系统的观察，特别是要掌握各个部位的咽癌发生率和容易出现死角的部位。

1. 各部位的咽癌发生率

本院以 2006—2013 年接受食管癌内镜切除的患者作为对象，对异时性咽癌的发生率和发生部位进行了回顾性研究，全部 439 例中有 40 例被指出患咽癌，共计 53 个病变（平均观察期间 46 个月）。按部位划分，近七成的病变存在于下咽部 [右梨状窝 15 个病变（28.3%），左梨状窝 10 个病变（18.9%），后壁 7 个病变（13.2%），环状后部 3 个病变（5.7%）]（**图1**）。作为进展期癌被发现有 4 个病变，其中 3 个是环状后部和下咽后壁的病变。因为下咽区域是咽癌的好发部位，同时在癌进展期的状态下容易被发现，所以需要特别慎重地观察。

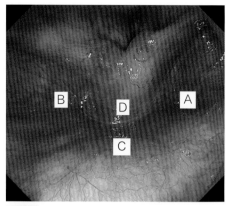

图1 下咽部的咽部浅表癌的不同部位的发生率。A：右梨状窝15个病变（28.3%）；B：左梨状窝10个病变（18.9%）；C：后壁7个病变（13.2%）；D：环状后部3个病变（5.7%）

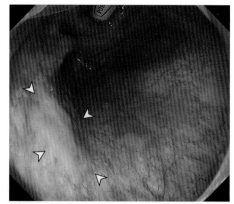

图2 中咽部左侧壁0–Ⅱa型病变。白光像被识别为平坦的隆起，病变部黏膜的血管透视消失（黄色箭头）

2. 观察形态的要点和区分使用

在咽部内镜检查中广泛使用白光观察和NBI观察。白光观察中，黏膜表面的发红、糜烂，表面的凹凸，正常血管网的消失等是浅表癌有意义的表现（**图2**）。白光观察比NBI观察更容易进行肉眼型评价。请注意，咽部浅表癌呈隆起型的病变为53.6%～55.1%，平坦型的病变为27.5%～41.6%，凹陷主体的病变为4.8%～14.5%。需要注意的是，六成左右与被称为凹陷型病变的食管浅表癌的特征不同。偶尔会遇到咽部有黑色素瘤的病例，黑色素瘤是黏膜上皮黑色素沉着的状态，据报告，与饮酒、吸烟有关。黑色素瘤病例中，食管癌和咽癌的发生风险也很高，这是搜寻癌症的重要线索。白光观察比NBI观察更适合发现黑色素瘤（**图3**）。

另外，Muto等报告，在咽部浅表癌的筛选方面，NBI观察与白光观察相比更有用。在NBI观察中，咽部浅表癌和食管浅表癌一样被认为有区域性的棕色区（brownish area）。特别是表面发红、糜烂等变化轻微的平坦型病变，即使白光观察中难以发现的情况，在NBI观察中，根据背景黏膜和病变的对比也能发现的情况较多（**图4a、b**）。如果发现brownish area，需要与乳头瘤、黑色素瘤、淋巴滤泡、

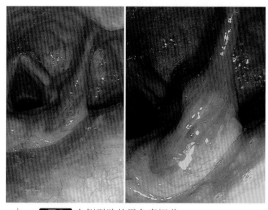

a | b **图3** 右侧裂隙的黑色素沉着
a 白光像。所观察到的棕色区。
b NBI像。和背景黏膜的差别很小、很难发现。

化学放射疗法后的变化等良性病变进行鉴别，在这种情况下，有无区域性和有无血管形态异型是重要的鉴别要点。咽部浅表癌的brownish area与背景黏膜有清晰的界线，内部多为点状血管，如果点状血管进一步扩大，血管形态会出现扩张、弯曲、迂曲、口径不同、形状不均匀等异型（**图4c**）。

综上所述，本院的咽部观察虽然以NBI观察为主，但在不给患者造成过重负担的前提下，也适当结合白光观察，注意尽量获取更多的信息。

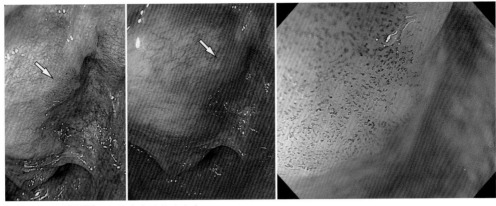

a | b | c
图4 右梨状窝内壁的浅表癌
a、b NBI像（a）中被视为边界清晰的brownish area，但在白光像（b）中与背景黏膜的差别小，难以发现（黄色箭头）。
c a的放大像。病变内有扩张、弯曲、迂曲、口径不同、形状不均匀等血管形态的异型。

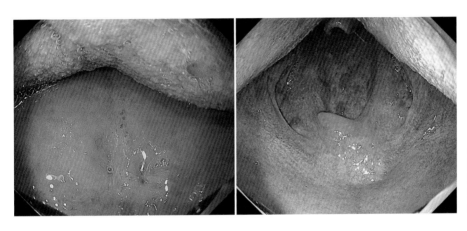

a | b
图5 中咽部NBI像。发声时，软腭上升，舌头下降，便于确保中咽部的视野

3. 应对解剖学上的死角

　　咽部的解剖学结构本来就很复杂，很难做到无遗漏地进行内镜观察。另外，通过对发声、呼吸、患者姿势等方面进行调节，很多情况下都能获得良好的视野。毫不夸张地说，咽部观察的质量取决于内镜医生如何发挥出更多潜力来应对解剖学上的死角。接下来将按照实际的内镜观察场景，讲述每个部位的观察诀窍。

　　第一个要点是内镜通过悬雍垂的附近。经口内镜检查时因为内镜的轴（口腔轴）和咽轴有角度，所以容易形成死角。为了对准咽轴而倾斜角度时，舌根部与内镜接触而引起咽部反射的情况也不少见。通过采取下颌向前突出、颈部向后屈，即所谓的嗅物位（sniffing

position），不仅口腔轴和咽轴的角度变平缓，而且还可扩大空间，便于观察。另外，在悬雍垂前发出"啊"的声音时，由于软腭上升，舌头下降，因此可以确保中咽部良好的视野（**图5**）。

　　接下来是对下咽区域的观察，如上所述，这个区域是咽癌的好发部位。特别是环后区和下咽后壁容易被忽略，需要仔细观察。用Valsalva法在深吸气后屏住呼吸，使双颊持续膨胀，可以使喉头向上抬起，便于观察下咽区域。在口腔内镜检查中，Valsalva是一种有效的一次性使用产品，使用具有可拆卸式防脱气阀牙套 Valsalva mousu®（住友 bakelite 公司生产），用于筛选时价格稍贵（约4000日元

/个）是一个问题点（**图 6**）。因此，本院设计了使用儿童用护齿的 Valsalva 法（**图 7a**、**b**）。虽然同样是一次性产品，但优点是价格相对便宜（约 200 日元 / 个）。用口唇盖住凸缘部分并嘱患者咬住，在进行咽部观察时，为了不让嘴与内镜之间产生间隙，指示闭上嘴进行 Valsalva 法（**图 7c**、**d**）。在可能实施 Valsalva 法的病例中，最好事先与患者确认做法。作者自己指示："发出信号后，深吸一口气，像吹气球一样（或像吹喇叭一样）鼓起脸颊"，内镜插入前请多练习几次。在观察过程中，应用 Valsalva 法如不能一次成功地抬起喉部，也可以反复进行 2 次、3 次，使患者掌握诀窍，获得良好的视野。

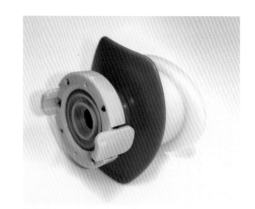

图6 Valsalva mousu®（住友bakelite公司生产）

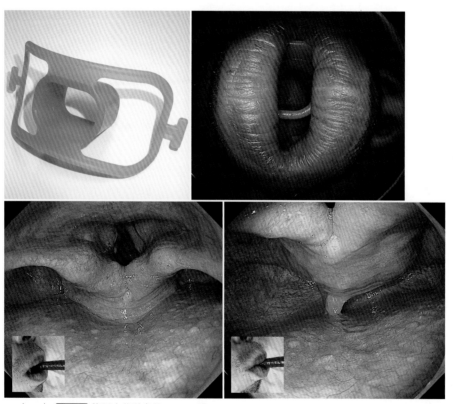

a	b
c	d

图7 使用小儿牙套的Valsalva法
a 儿童用牙套。
b 用口唇盖住凸缘部分，咬住。
c、d Valsalva法是为了使与c、d内镜之间没有间隙而进行的。喉头向上，下咽区域视野良好。

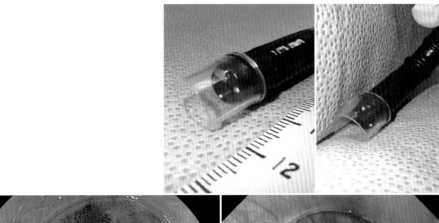

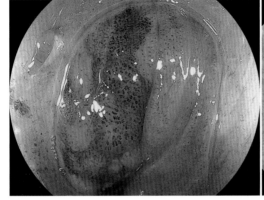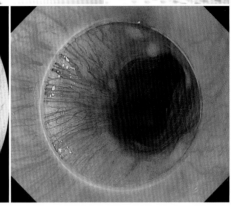

a	b
c	d

图8 用超软透明帽进行咽部观察

a 超软透明帽（spaceagster®，top公司制造）。
b 形状随着观察部位而变化。
c spaceagster®环后区10 mm大的咽部浅表癌。
d 通过spaceagster®观察下咽。透过食物也可以观察黏膜表面。

如上所述，Valsalva法对观察下咽区域很有用，尽管如此，仍有1/4左右的患者无法充分抬起喉部，环后区无法完全识别，病例作为目前的课题保留下来，特别是女性和咽部反射强的患者，Valsalva法不能很好地发挥作用的情况很多。对此，本院设计了使用超软透明帽（spaceagster®，top公司生产）进行咽部观察。spaceagster®是作为内镜治疗的尖端附件而开发的硅胶制软透明帽（图8a、b），由于其形状会随着观察部位发生改变，所以内镜下黏膜剥离术（endoscopic submuucosal dissection，ESD），具有容易潜入病变下方的优点。作者报告了通过将其用于咽部观察从而发现环后区的浅表癌的病例（图8c）。使用spaceagster®时，不需要听从屏气等指示，为减轻患者的痛苦而加深镇

静也没问题。

spaceagster®戴上后，首先将内镜插入颈部食管，一边慢慢拔出，一边观察下咽区域。即使在狭小的空间里，由于透明帽会随之变形，因此对咽部的刺激较小，给患者带来的负担也不会太大。由于透明且长度不到15 mm，所以可以隔着透明帽观察黏膜表面（图8d）。发现病变时也能确保适当的距离，因此也适用于放大观察和之后的活检。但是，考虑到价格大约2000日元/个的成本方面，在所有病例中使用不现实，本院决定将其用于咽部浅表癌高风险和Valsalva法无法得到充分上提喉部的病例。

4. 经鼻内镜观察

由于在本院还需要多次进行食管癌和胃癌的诊断，所以将采用具有放大观察功能的口腔

内镜进行检查作为常规。因此，目前还没有使用经鼻内镜进行咽部观察，近年来经鼻内镜随着画质的提高，具有不逊色于口腔内镜的诊断能力。舌根部和内镜难以接触，具有不易诱发咽部反射的优点，而且通过中咽部反转法更易于观察舌根部，Valsalva法更容易实施。

结语

现在，咽部浅表癌不仅是头颈外科医生而且也是消化内科医生应该精通的疾病，为了早期发现，每天都有必要更新知识和内镜技术。本文介绍了内镜医生为发现咽部浅表癌应该注意的要点和应该采取的措施，并以本院的实际情况为中心进行了阐述。特别是使用超软透明帽对咽部区域进行观察，有可能成为迄今为止已经确立的咽部观察法的新见解。近年来，随着内镜仪器和诊断学的发展，对咽部浅表癌的微创治疗也越来越发达。诊断和治疗可以说是汽车的两个轮子，今后随着诊断技术的提高，治疗技术自然也会发展，可以向着提高患者生活质量和延长生命预后的目标勇往直前。

参考文献

[1]Kato M, Ishihara R, Hamada K, et al. Endoscopic surveillance of head and neck cancer in patients with esophageal squamous cell carcinoma. Endosc Int Open 4: E752–755, 2016.

[2]Maekawa A, Ishihara R, Iwatsubo T, et al. High incidence of head and neck cancers after endoscopic resection for esophageal cancer in younger patients. J Gastroenterol 55: 401–407, 2020.

[3]Adelstein DJ, Ridge JA, Brizel DM, et al. Transoral resection of pharyngeal cancer: summary of a National Cancer Institute Head and Neck Cancer Steering Committee Clinical Trials Planning Meeting, November 6–7, 2011, Arlington, Virginia. Head Neck 34: 1681–1703, 2012.

[4]Nakanishi H, Doyama H, Takemura K, et al. Detection of pharyngeal cancer in the overall population undergoing upper GI endoscopy by using narrow–band imaging: a single–center experience, 2009–2012. Gastrointest Endosc 79: 558–564, 2014.

[5]Takezaki T, Shinoda M, Hatooka S, et al. Subsite–specific risk factors for hypopharyngeal and esophageal cancer（Japan）. Cancer Causes Control 11: 597–608, 2000.

[6]Miller AJ. Oral and pharyngeal reflexes in the mammalian nervous system: their diverse range in complexity and the pivotal role of the tongue. Crit Rev Oral Biol Med 13: 409–425, 2002.

[7]Takahama K, Shirasaki T. Central and peripheral mechanisms of narcotic antitussives: codeine–sensitive and –resistant coughs. Cough 3: 8, 2007.

[8]Yamasaki Y, Ishihara R, Hanaoka N, et al. Pethidine hydrochloride is a better sedation method for pharyngeal observation by transoral endoscopy compared with no sedation and midazolam. Dig Endosc 29: 39–48, 2017.

[9]川久保博文，大森泰，横山顕，他．咽喉頭表在癌に対する内視鏡診断と治療および長期成績．消化器内科 55: 466–472, 2012.

[10]門馬久美子，藤原純子．中・下咽頭表在癌の内視鏡診断．日消誌 106: 1299–1305, 2009.

[11]Yokoyama A, Mizukami T, Omori T, et al. Melanosis and squamous cell neoplasms of the upper aerodigestive tract in Japanese alcoholic men. Cancer Sci 97: 905–911, 2006.

[12]Hirata K, Yokoyama A, Nakamura R, et al. Soft palatal melanosis, a simple predictor for neoplasia in the upper aerodigestive tract in Japanese alcoholic men. Cancer Sci 108: 1058–1064, 2017.

[13]Muto M, Minashi K, Yano T, et al. Early detection of superficial squamous cell carcinoma in the head and neck region and esophagus by narrow band imaging: a multicenter randomized controlled trial. J Clin Oncol 28: 1566–1572, 2010.

[14]Kikuchi D, Iizuka T, Yamada A, et al. Utility of magnifying endoscopy with narrow band imaging in determining the invasion depth of superficial pharyngeal cancer. Head Neck 37: 846–850, 2015.

[15]松浦倫子，石原立，鼻岡昇，他．咽頭brownish areaの鑑別診断と取扱い．胃と腸 52: 1685–1694, 2017.

[16]井上晴洋，南ひとみ，佐藤嘉高，他．中・下咽頭表在癌の拡大内視鏡診断．胃と腸 45: 217–226, 2010.

[17]森朱夏，横山顕，松井敏史，他．アルコール依存症者の咽頭展開法とヨード染色法を用いた内視鏡による頭頸部・食道癌検診．Gastroenterol Endosc 53: 1426–1434, 2011.

[18]Kikuchi D, Tanaka M, Suzuki Y, et al. Utility of Valsalva maneuver in the endoscopic pharyngeal observation. Esophagus 17: 323–329, 2020.

[19]Iwatsubo T, Ishihara R, Nakagawa K, et al. Pharyngeal observation via transoral endoscopy using a lip cover–type mouthpiece. J Gastroenterol Hepatol 34: 1384–1389, 2019.

[20]Fujiyoshi Y, Shimamura Y, Inoue H. Usefulness of a newly developed distal attachment: Super soft hood（Space adjuster）in therapeutic endoscopy. Dig Endosc 32: e38–39, 2020.

[21]Inoue T, Ishihara R, Fujii T. Endoscopic observation of the hypopharyngeal region using a super soft hood. Dig Endosc 33: e41–42, 2021.

[22]川田研郎，岡田卓也，杉本太郎，他．上部消化管用経鼻内視鏡による中咽頭反転法の有用性．日気管食道会報 64: 265–270, 2013.

[23]Hanaoka N, Ishihara R, Takeuchi Y, et al. Endoscopic submucosal dissection as minimally invasive treatment for superficial pharyngeal cancer: a phase II study（with video）. Gastrointest Endosc 82: 1002–1008, 2015.

[24]Tomifuji M, Araki K, Yamashita T, et al. Transoral video–laryngoscopic surgery for oropharyngeal, hypopharyngeal, and supraglottic cancer. Eur Arch Otorhinolaryngol 271: 589–597, 2014.

Summary

Endoscopic Detection of Superficial Pharyngeal Cancer

Takahiro Inoue[1], Ryu Ishihara,
Noriko Matsuura[2], Satoki Shichijo[1],
Akira Maekawa, Takashi Kanesaka,
Sachiko Yamamoto, Yoji Takeuchi,
Koji Higashino, Noriya Uedo,
Tomoki Michida

Detecting superficial pharyngeal cancer has become easy due to the development of endoscopic devices. Early diagnosis of pharyngeal cancer can contribute to minimally invasive treatment, resulting in better quality of life and preferable prognosis of patients. Previous history of upper aerodigestive tract cancer, drinking, and smoking are the major risk factors for pharyngeal cancer, and the hypopharynx is the most frequent site where pharyngeal cancer occurs. This information can help us in efficient detection of pharyngeal cancer. Pharyngeal observation is technically challenging due to the pharyngeal reflex and anatomically closed space. Pethidine hydrochloride can decrease the pharyngeal reflex and patient discomfort. Vocalization, appropriate patient position, and the Valsalva maneuver can improve the visualization of the closed space. When the Valsalva maneuver is not sufficient, a super soft hood can be used to achieve a detailed pharyngeal examination.

[1]Department of Gastrointestinal Oncology, Osaka International Cancer Institute, Osaka, Japan.
[2]Division of Research and Development of Minimally Invasive Treatment, Keio University School of Medicine, Tokyo.

咽部浅表癌的内镜诊断
——范围诊断与深度诊断

南方 信久[1]

砂川 弘宪

坂下 信悟[2]

森下 洋平[3]

冈野 涉

富冈 利文

篠崎 刚

林 隆一

松浦 一登

高岛 健司[1]

中条 惠一郎

门田 智裕

依田 雄介

矢野 友规

摘要● 本文将结合实际病例，对咽部浅表癌的范围诊断和深度诊断进行讲解。咽部因为有反射和解剖学结构复杂，是很难观察和诊断的部位。但是，通过在清醒状态下安静地发声和在使用Valsalva mousu®等的基础上，进行NBI等图像增强内镜观察和放大观察，可以诊断病变的范围和深度。另外，治疗时在全身麻醉下进行喉部展开，根据碘染色确认范围诊断也很重要。

关键词　咽部浅表癌　范围诊断　深度诊断　内镜诊断　NBI

[1] 国立がん研究センター東病院消化管内視鏡科　〒277–8577 柏市柏の葉 6 丁目 5–1　E–mail : nminakat@east.ncc.go.jp
[2] 国立がん研究センター先端医療開発センター臨床腫瘍病理分野
[3] 国立がん研究センター東病院頭頸部外科

引言

近年来，通过 NBI（Narrow band imaging）等图像增强内镜（image enhancement endoscopy, IEE）对咽部区域进行观察，早期发现咽部区域的癌症，可以进行经口手术等微创治疗，并取得了良好的效果。另外，内镜诊断学通过发现和治疗多个咽部区域的浅表癌而得到了进步，和其他的消化道癌症一样，可以进行内镜的范围诊断和深度诊断。

本院咽喉内镜观察方法

本院使用盐酸哌替啶注射液 35 mg/mL，75 岁以下患者静脉注射 1 mL，75 岁以上患者静脉注射 0.5 mL，在有意识下镇静，可以发声等维持生命的情况下进行咽部观察。对于需要使用镇静药的病例，要尽量在观察完咽部后再给药。

与白光观察相比，NBI 观察对头颈部区域存在的浅表癌的诊断更为出色，因此本院采用 NBI 进行观察。NBI 的设定为色彩 2，结构强调 A8。特别是对于有多发碘不染区、头颈癌和食管癌病史等头颈癌高风险的病例，在插入食管前，应充分利用放大内镜进行咽部观察。

对于因环后区和梨状窝等解剖学结构而难以充分观察的病变，应使用 Valsalva mousu®（住友 bakelite 公司生产），或在全身麻醉下进行喉部展开的详细观察。另外，在治疗前进行白光或 NBI 观察的咽部浅表癌的病例中，报告显示治疗时碘染色首次发现的其他病变为 2%～8%，进行碘染色时不仅要观察主病变，还要观察周围，确认是否有其他病变。

内镜诊断

1. 范围诊断

在内镜观察中，以 NBI 的棕色区（brownish area，BA）为目标进行大致的范围诊断。咽部区域由于角化和炎症，仅通过 NBI 难以进行浅表癌的范围诊断，与食管磷状上皮癌一样，虽然要根据碘染色进行范围诊断，但在内镜非气管插管下进行碘染色有吞咽困难和喉头水肿的危险，所以未进行。因此，在全身麻醉下展开喉部时，必须使用碘染色来进行病变的正确范围诊断。

2. 深度诊断

1）白光观察

在白光观察中，特别是肉眼型被报告与深度有关。

Satake 等在对 198 例咽部浅表癌的研究中报告，肉眼型 0-Ⅱb 或 0-Ⅱc 病变 141 例中只有 18 例（12.8%）是黏膜下层浸润癌，而肉眼 0-Ⅰ 或 0-Ⅱa 病变 57 例中有 32 例（56.2%）是黏膜下层浸润癌，还报告了隆起型病变中上皮下层浸润癌明显增多。

另外，Sasaki 等在对 83 例咽部浅表癌的研究中报告，肉眼型 0-Ⅰ 的病变与肿瘤厚度（tumor thickness）≥ 1000 μm 有显著关系。另外，Katada 等在对咽部浅表癌 92 例病变的研究中报告，肉眼型 0-Ⅰ 病变和伴有白苔的病变与上皮下层浸润有着明显的关联，报告称肿瘤厚度显著增厚。

2）NBI 联合放大观察

研究报告显示，NBI 联合放大观察对血管形态的观察结果与深度有关。血管形态的评价是根据日本食管学会分类，将表示扩张、迂曲、口径不同、形状不均匀等所有的襻状异常血管分类为 B1 血管，将缺乏襻状形成的异常血管分类为 B2 血管，将高度扩张的不规则血管分类为 B3 血管。如果发现 Type B1-3 血管，测量由 Type B1-3 血管包围的无血管或血管粗糙的区域（avascular area，AVA）的大小，小于 0.5 mm 标记为 AVA-small，0.5 mm 以上不满 3 mm 标记为 AVA-middle，3 mm 以上标记为 AVA-large。

关于血管形态和深度的关系，Katada 等在咽部浅表癌 92 例病变中使用了 NBI 联合放大观察的研究中报告，根据 B1 < B2 < B3 血管的顺序，肿瘤厚度与病变的上皮下层浸润有明显的关联，并且根据 B1 < B2 < B3 血管，AVA-small < AVA-middle < AVA-large 的顺序，肿瘤厚度显著增厚。

另外，Sunakawa 等在咽部浅表癌 219 例病变中使用 NBI 联合放大观察的深度诊断能力的讨论中报告，关于伴有 B1 血管的上皮内癌的诊断能力，病变整体的灵敏度、特异性、阳性预测值、阴性预测值分别为 95%、43%、77%、82%。另外，在区分平坦型病变和隆起型病变的研究中，仅伴有 B1 血管的平坦型病变 127 例中有 110 例（86.6%）为上皮内癌，伴有 B2/3 血管的隆起型病变 28 例中有 26 例（92.9%）为黏膜下层浸润癌，适宜率较高。另外，伴有 B1 血管的隆起型病变 53 例中有 25 例（47.2%）为上皮下层浸润癌，伴有 B2/3 血管的隆起型病变 11 例中有 5 例（45.5%）为上皮内癌，指出了根据病变的形态，血管形态的深度诊断能力低的情况。关于 tumor thickness，平坦型病变和隆起型病变均显示，B2/3 血管的病变比仅伴有 B1 血管的病变肿瘤显著增厚。

病例

[病例 1] NBI 和碘染色范围诊断不同的病例。

对中咽部癌、下咽部癌进行内镜咽喉手术（endoscopic laryngopharyngeal surgery，ELPS）后，后续中的上消化道内镜检查（esophagogastroduodenoscopy，EGD）中被指出

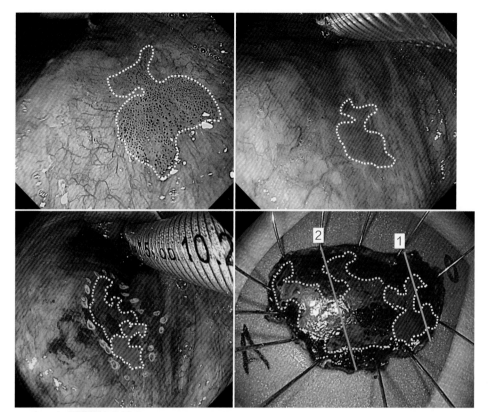

| a | b |
| c | d |

图1 ［病例1］

a NBI像。中咽部后壁右侧被识别为7 mm大的、边界清晰的BA，发现了点状的异常血管（白色虚线）。

b 白光像。被认为是平坦的发红的病变（白色虚线）。

c 碘染色像。在白光观察和NBI联合观察所识别的病变范围（白色虚线）的尾部，发现了更广泛的不染区（黄色虚线）。

d 切除标本。白色虚线和黄色虚线与c相同。

是中咽部癌。发现时，联合 NBI 观察，发现病变在中咽部后壁右侧有一个平坦的 7 mm 大的、边界清晰的 BA，并发现了点状的异常血管（**图1a**），诊断为中咽部浅表癌 Type 0- Ⅱ b，上皮内癌，制定了 ELPS 方针。

在全身麻醉下观察时，通过白光观察被认为是发红的病变（**图1b**）。在碘染色中，由于白光观察和 NBI 联合观察所识别的区域的尾侧有广泛的不染区连续（**图1c**），对该部位实施了 ELPS。

病理组织学诊断为原位鳞状细胞癌（squamous cell carcinoma，SCC），pTis，ly0，v0，pHM0，pVM0，Type 0- Ⅱ b，

8 mm×5 mm，与白光观察和 NBI 联合观察发现的病变范围一致（**图 1a ～ d**，白色虚线，**图 1e、f**）。另外，在碘染色识别出的不染区的范围（**图 1c、d**，黄色线）内可以看到低度异型增生（**图 1g、h**）。

［**病例 2**］ 通过喉部展开可以进行范围诊断的病例。

食管癌化学放射线疗法后，在随访中的 EGD 时发现患有下咽部癌。发现时结合 NBI 进行观察，起初未能发现下咽部的病变（**图 2a**），但通过发声，会厌被向前方抬起，在下咽部环状后部勉强能观察到病变的一部分（**图 2b**）。用活检钳夹住环后区的病变附近，将

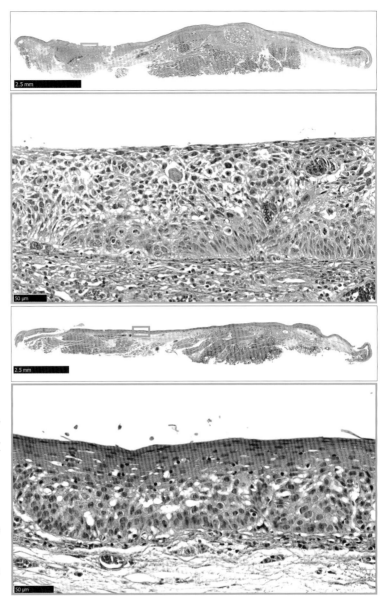

图1 ［病例1］
e 放大像（d的切片1）。
f e的蓝框部放大像。SCC in situ,
pTis, ly0, v0, pHM0, pVM0, Type
0-Ⅱb, 8 mm×5 mm。
g 放大像（d的切片2）。
h g的绿框部放大像。看到了低度异
型增生。

其翻起，确认了较高的隆起型病变，同时通过
NBI 联合放大观察，发现病变的一部分是缺乏
襻状形成的 B2 血管（**图 2c**）。诊断为下咽
部浅表癌 Type 0-Ⅰ，由于是伴有 B2 血管的隆
起型病变，故诊断为黏膜下层浸润癌，制定了
ELPS 方针。

　　在全身麻醉下观察时，直接用喉镜展开后，
在白光观察中发现下咽部环后区有 20 mm 大的
呈红色调的隆起型病变（**图 2d**），碘染色后

被识别为边界清晰的不染区（**图 2e**）。对该
部位实施了 ELPS。

　　病理组织学诊断为 SCC，pT1，ly1，
v2，pHM0，pVM0，14 mm×14 mm，tumor
thickness 2 mm 的上皮下层浸润癌（**图 2f、g**）。

　　［**病例 3**］　通过使用 Valsalva mousu® 识别
病变范围的病例。

　　食管癌、中咽部癌、舌癌手术后，在随访
中的 EGD 时显示下咽部有病变。发现时，NBI

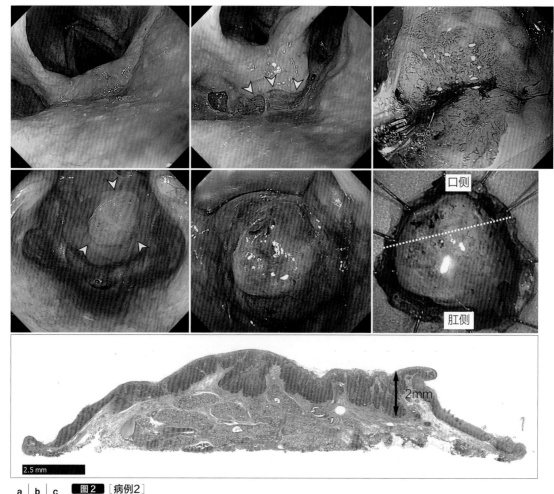

a	b	c
d	e	f
g		

图2 ［病例2］

a NBI像。起初观察下咽，未能发现病变。

b NBI像。由于发声时向前方抬起披裂，在下咽部环后区勉强看到病变的一部分（黄色箭头）。

c NBI放大像。用活检钳把持环后区病变附近，将其翻起，发现了较高的隆起型病变，病变的一部分是缺乏襻状形成的B2血管。

d 白光像。通过喉部扩张可以识别病变的整体情况。发现了20 mm大的呈红色调的隆起型病变（黄色箭头）。

e 碘染色像。被认定为边界清晰的不染区。

f 切除标本。

g 放大像（**f**的白色虚线部分）。SCC，pT1，ly1，v2，pHM0，pVM0，14 mm × 14 mm，tumor thickness 2 mm的上皮下层浸润癌。

联合观察，发现右梨状窝有病变，但是根据发声也无法识别整体情况（**图3a**）。通过使用Valsalva mousu®，可以识别出15 mm大、边界清晰的BA病变的整体情况（**图3b**）。在NBI联合放大观察中，发现病变的一部分是没有襻状形成的B2血管（**图3c**）。下咽部浅表癌Type 0-Ⅱc，由于病变伴有B2血管，故诊断为黏膜下层浸润癌，采取了ELPS方针。

在全身麻醉下观察时，病变被碘染色识别为不染区（**图3d**）。对该部位实施了ELPS。

病理组织学诊断为SCC，pT1，ly0，v0，pHMX（部分发现电灼效应），pVM0，15 mm × 9 mm，tumor thickness 1000 μm的上皮下层浸润癌（**图3e**）。

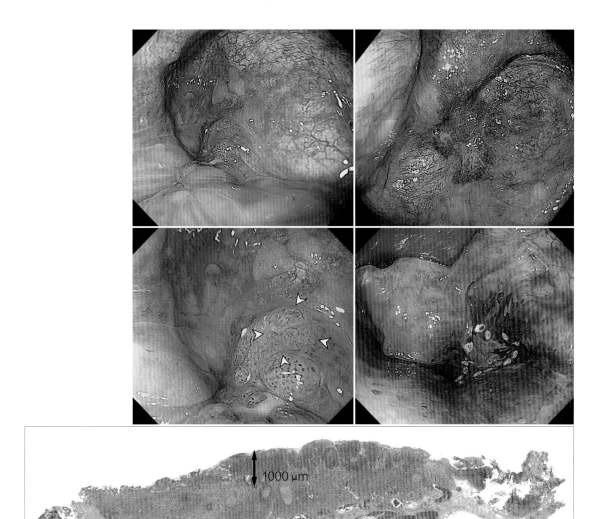

图3 [病例3]

a NBI像。右梨状窝内虽然识别出病变，但根据发声也无法识别整体情况。

b NBI像。通过使用Valsalva mousu® 可以识别病变的整体情况。

c NBI放大像。发现没有襟状形成的B2血管是病变的一部分（黄色箭头）。

d 碘染色像。喉部展开后，病变被识别为边界清晰的不染区。

e 放大像。SCC，pT1，ly0，v0，pHMX（部分确认电灼效应），pVM0，15 mm×9 mm，tumor thickness 1000 μm的上皮下层浸润癌，与发现B2血管的部位一致。

结语

本文结合本院内镜观察方法、过去的文献报告以及本院的病例，对咽部浅表癌的范围诊断和深度诊断进行了讲解。通过在清醒下安静地发声、使用 Valsalva mousu®、配合 NBI 放大观察、喉部展开后进行碘染色等，可以进行正确的范围诊断和深度诊断。另外，咽部浅表癌多通过经口手术治疗，切除后的标本与消化道癌的内镜治疗标本一样，可以很容易地对比内镜所见和病理组织学的诊断结果，今后，在咽部有望进一步加深对内镜诊断学的理解。

参考文献

[1]Japan Society for Head and Neck Cancer, Cancer Registry Committee. Report of Head and Neck Cancer Registry of Japan Clinical Statistics of Registered Patients, 2016. http://www.jshnc.umin.ne.jp/pdf/2016syourei_houkoku.pdf（2021年7月26日閲覧）.

[2]Okamoto N, Morimoto H, Yamamoto Y, et al. Skill-up study of systemic endoscopic examination technique using narrow band imaging of the head and neck region of patients with esophageal squamous cell carcinoma; Prospective multicenter study. Dig Endosc 31; 653-661, 2019.

[3]Muto M, Satake H, Yano T, et al. Long-term outcome of trans-oral organ-preserving pharyngeal endoscopic resection for superficial pharyngeal cancer. Gastrointest Endosc 74; 477-484, 2011.

[4]Katada C, Okamoto T, Ichinoe M, et al. Prediction of lymph-node metastasis and lymphatic invasion of superficial pharyngeal cancer on narrow band imaging with magnifying endoscopy. Auris Nasus Larynx 47; 128-134, 2020.

[5]Sunakawa H, Hori K, Kadota T, et al. Relationship between the microvascular patterns observed by magnifying endoscopy with narrow-band imaging and the depth of invasion in superficial pharyngeal squamous cell carcinoma. Esophagus 18; 111-117, 2021.

[6]Muto M, Minashi K, Yano T, et al. Early detection of superficial squamous cell carcinoma in the head and neck region and esophagus by narrow band imaging; a multicenter randomized controlled trial. J Clin Oncol 28; 1566-1572, 2010.

[7]門馬久美子，藤原純子，加藤剛，他．中・下咽頭表在癌の内視鏡診断—通常内視鏡およびNBIの立場から．胃と腸 45; 203-216, 2010.

[8]川久保博文，大森泰，佐藤靖夫，他．見落とさない中下咽頭観察法—コツと対策．消内視鏡 22; 915-923, 2010.

[9]Shimizu Y, Omori T, Yokoyama A, et al. Endoscopic diagnosis of early squamous neoplasia of the esophagus with iodine staining; high-grade intra-epithelial neoplasia turns pink within a few minutes. J Gastroenterol Hepatol 23; 546-550, 2008.

[10]Satake H, Yano T, Muto M, et al. Clinical outcome after endoscopic resection for superficial pharyngeal squamous cell carcinoma invading the subepithelial layer. Endoscopy 47;

11-18, 2015.

[11]Sasaki T, Kishimoto S, Kawabata K, et al. Risk factors for cervical lymph node metastasis in superficial head and neck squamous cell carcinoma. J Med Dent Sci 62; 19-24, 2015.

[12]Oyama T, Inoue H, Arima M, et al. Prediction of the invasion depth of superficial squamous cell carcinoma based on microvessel morphology; magnifying endoscopic classification of the Japan Esophageal Society. Esophagus 14; 105-112, 2017.

Summary

Endoscopic Observation of the Laryngopharynx

Nobuhisa Minakata[1], Hironori Sunakawa, Shingo Sakashita[2], Youhei Morishita[3], Wataru Okano, Toshifumi Tomioka, Takeshi Shinozaki, Ryuichi Hayashi, Kazuto Matsuura, Kenji Takashima[1], Keiichiro Nakajo, Tomohiro Kadota, Yusuke Yoda, Tomonori Yano

Endoscopic observation of the laryngopharynx is technically challenging due to the gag reflex and the complicated anatomical structure. However, it is possible to determine the size and depth of tumoral invasion using image-enhanced endoscopic techniques such as narrow band imaging and carefully magnified visualization after vocalization with conscious sedation. Further visualization of the larynx under general anesthesia may be important to assess the extent of disease using iodine staining. In this study, we describe endoscopic diagnosis of superficial pharyngeal cancer in three cases treated at our hospital.

[1]Department of Gastroenterology and Endoscopy, National Cancer Center Hospital East, Kashiwa, Japan.
[2]Division of Pathology, Exploratory Oncology Research and Clinical Trial Center, National Cancer Center, Kashiwa, Japan.
[3]Department of Head and Neck Surgery, National Cancer Center Hospital East, Kashiwa, Japan.

咽部浅表癌的治疗选择及实例

——以 ESD/ELPS 为中心

川田 研郎 [1]
河边 浩明 [2]
大野 十央
冈田 隆平
田崎 彰久
筱原 元 [1]
盐原 宽之
角田 龙太
斋藤 贤将
藤原 直人
星野 明弘
德永 正则
罗笠 佑介
杉本 太郎 [3]
朝荫 孝宏 [2]

摘要●本院从1996年开始对咽部浅表癌进行EMR治疗，到2021年4月为止，共治疗了437例710个病变。目前，正在与头颈外科医生合作，进行标准的ELPS。无肌层、软骨浸润的浅表癌，无淋巴结转移，4 cm以下的病变是ELPS的适应证。既往的头颈癌病例和食管癌术后病例很容易发生术后误吸性肺炎，应慎重决定适应证。关于部位，舌根、喉头舌面、食管入口部等是切除困难的区域，在治疗时使用握持力强的抓钳，视野展开时使用经鼻内镜。放射线照射后的补救治疗病例溃疡愈合缓慢，需要注意感染和后出血。另外，下咽部—食管入口部的广域切除病例需要通过类固醇局部注射来预防狭窄。

关键词　　内镜治疗　咽部浅表癌　经口手术

[1] 東京医科歯科大学消化管外科　〒113-8519 東京都文京区湯島 1 丁目 5-45
　　E-mail : kawada.srg1@tmd.ac.jp
[2] 同　頭頸部外科
[3] がん・感染症センター都立駒込病院頭頸部腫瘍外科・耳鼻咽喉科

引言

近年来，随着以 NBI（narrow band imaging）为首的影像学诊断技术的开发并普及，早期发现咽部浅表癌变得容易。本院从 1996 年 8 月开始实施内镜黏膜切除术（endoscopic mucosal resection，EMR），到 2021 年 5 月为止，对 437 例 710 个病变进行了咽部浅表癌的内镜治疗。大部分患者都是无症状的，在食管癌的治疗前后筛选中，在上消化道内镜检查（esophagogastroduodenoscopy，EGD）中经常能发现。另外，在有症状状态下发现的病变大多是进展期癌，需要化学疗法和放射线治疗，以及手术等负荷较重的治疗。早期发现的病变可以进行内镜切除或经口手术，但是多大程度的病变可以切除，手术中应该注意哪些问题，如何采取应对并发症的对策，根据患者想要保留咽喉部的愿望，经过多次病例的累积丰富了经验。本文将对咽部浅表癌的内镜治疗的实际情况进行讲解。

经鼻内镜的活用

本院从 2009 年开始将经鼻内镜应用于咽部浅表癌的诊断。经口时首先观察口咽上壁、左右侧壁和后壁。接着，在经鼻处插入内镜观察会厌舌面、会厌谷—舌根—舌尖—口腔黏膜。

之后，观察下咽部、喉部，最后采用 Valsalva 法，从正中观察以往经口内镜的死角——环后区、下咽部后壁、食管入口部。从经口和经鼻两条路径仔细观察，是找到早期癌的诀窍。

经鼻内镜的优点是，由于咽部反射少，可以花时间进行详细的观察；缺点是，越是放大观察，越不容易清晰地看到异常血管。但是，最新型的经鼻内镜（富士胶片公司生产的 EG-L580NW7，奥林巴斯公司生产的 GIF-120N）的画质丝毫不逊色于经口内镜。另外，如果与病变保持一定距离观察的话，异常血管也可以在不放大的情况下充分观察，最近在术前不进行放大内镜的观察，通过经鼻内镜 +Valsalva 法充分展开咽喉，伸展黏膜测量厚度，进行深度诊断。

咽部浅表癌的观察

在食管癌中，黏膜癌和黏膜下层浸润癌的治疗方针大不相同，所以通过常规观察、放大观察、食管造影、超声内镜检查（endoscopic ultrasonography，EUS）等所有影像学检查进行深度诊断。但由于咽部浅表癌的黏膜内癌、黏膜下层浸润癌的治疗方针不变，因此不需要像食管癌那样进行详细的深度诊断。反而是否有肌层浸润、软骨浸润更为重要。用经鼻内镜进行 Valsalva 法时，咽部黏膜从松弛状态变成了紧绷状态。在这个运动中，如果肿瘤浸润到肌层或软骨，则活动性变差，如果没有浸润，则活动良好。可以动态地确认有无偏差来确认有无肌层、软骨浸润。

图 1a 为下咽部粗大结节状隆起，表层可观察到粗大的异常血管。但是，无法获得基部部位、粗细程度等信息。通过 Valsalva 法伸展后，基底位于下咽部右梨状窝的侧壁，仅为冠状部的一半左右，黏接面狭窄，且具有可动性，因此诊断为内镜治疗对象（**图 1b**）。最终，在全身麻醉下，使用佐藤式弯曲型喉镜进行检查，局注生理盐水，肿瘤被提起（**图 1c**），诊断为

可切除，从肿瘤深部连同边缘部分一次性切除。在病理组织学上也为深部切缘阴性（**图 1d**）。如本病例所示，在通过 Valsalva 法使咽部黏膜充分伸展的状态下，通过与远景保持一定距离进行观察，可以更容易地把握范围诊断和有无可动性等整体情况。此外，还报告了通过放大内镜观察，以食管癌的放大内镜分类为准，将 Type B3 血管的出现作为上皮下深部浸润的指标的方法。

咽部浅表癌的ESD与ELPS适应标准

本院的咽部浅表癌的经口切除的适应标准为：无肌层、软骨浸润的浅表癌，无淋巴结转移、大小在 4 cm 以下。即使超过 4 cm，从技术上也可完成切除，有些经验丰富的机构也可以选择病例进行治疗。同时性多发病变一次切除的病变最多为 3 个，超过 3 个的情况下，在不造成狭窄的前提下，先切除大的病变，二期再切除剩余的病变。

此外，作者还经历过食管癌的术后病例，头颈癌照射史等咀嚼、吞咽功能下降的病例。另外，作者也经历过老年患者在小病变切除后因误吸性肺炎死亡的病例。因此，术前对高风险病例应进行吞咽功能评估，注意在考虑治疗的优缺点后再进行治疗。

经口手术的准备

据 Katada 等在日本的多设施共同研究结果显示，咽部浅表癌的经口手术 568 例 575 次治疗中的并发症发生率为 12.7%，依次为喉头水肿（5.7%），皮下气肿（3.5%），误吸性肺炎（2.4%），出血（1.9%），狭窄（0.5%）。据报道，没有与治疗相关的死亡。术前进行全身麻醉的各项检查，并通过 CT、颈部超声检查确认无明显的淋巴结转移。近年来，老年患者增多，一定要确认抗凝血药和抗血栓药的内服史。如果预期要进行长时间的手术，就需要连夜插管，最好事先说明在出血或喉头高度水肿时进

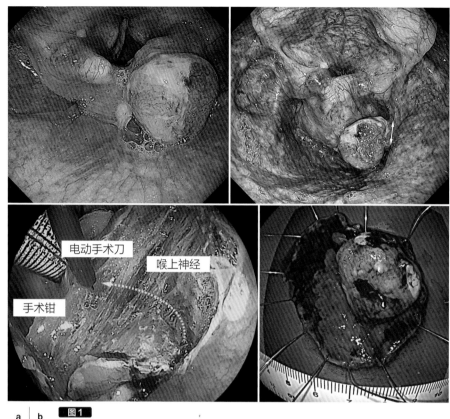

a b
c d

图1

a 常规（经鼻内镜）。下咽部有粗大结节状隆起型病变。

b Valsalva法［经鼻内镜，纹理和色彩增强成像（TXI）］，喉头展开时。基部位于下咽右梨状窝侧壁（白色箭头）。

c 全身麻醉下ELPS时。局注生理盐水，与肿瘤深部保持距离，剥离上皮下层（黄色虚线）。

d 切除标本。

行气管切开的可能性。

经口手术的实际操作

笔者医院自2009年6月起，与头颈外科合作，开始实施由佐藤·大森等联合开发的内镜咽喉手术（endoscopic laryngopharyngeal surgery，ELPS）。截至2021年5月，已对390名患者的594个病变进行了治疗。以经鼻插管为基础，将佐藤式弯曲型喉镜置于声带前，进行喉部展开。内镜医生伸出视野，术者微调喉镜的位置。

首先，通过放大内镜进行BLI（blue laser imaging）放大观察，确定范围。使用0.5%的碘进行碘染色，在VIO3设定为Forced Effect 0.6时，在距离病变约2 mm处，用ELPS电动手术刀（可伸缩高频刀KD-600，奥林巴斯公司生产）进行标记。标记结束后改用经鼻内镜（EG-L580NW，富士胶片公司生产），术者从经口开始，内镜医生从经鼻开始，通过变更路径，确保手术器械和内镜不易发生碰撞。将黏膜切开的最初部位定位在肛侧电动手术刀（电刀）最难触及的地方，用指示剂、60万倍肾上腺素加生理盐水进行局注。黏膜切开设定为Endoctocut Ⅰ Effect3.0。因局注量多反而会妨碍视野，所以每次注量应控制在1 mL左右，当适度膨隆后，应反复进行切开、局注、切开

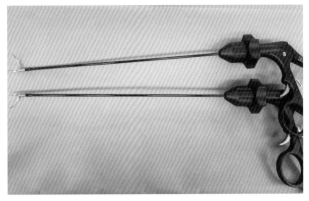

图2 hope电子公司生产的握持钳。左右开启，可旋转，附带棘轮

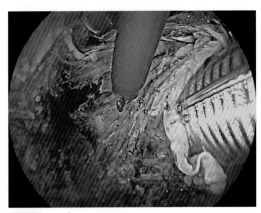

图3 Bisco®出血点的确认

等小次数的手术，进行全周切除。经验不足的术者不习惯电刀的操作，有时不能按预想的那样顺利操控手术刀。手术刀向什么方向移动应在切之前设计好动作，不要在标记中切入，为了确保水平断端阴性，在离标记稍远的地方剥离。

全周切开后，将高频凝血装置设定为Forced Effect 6.0，充分进行生理盐水的局注，从口侧剥离黏膜下层。浸润深度深的病变尽量切足够深度，浅的病变要浅，根据病例调整剥离深度。对于没有看到电刀尖端就直接深入手术的经验较少的手术人员，要提醒他们注意让大家都能看到电刀的尖端，将电刀在最紧张的地方轻轻按压进行剥离。尽可能持弯型握持钳，或者用hope电子公司生产的握持力强的握持钳（**图2**）剥离病变，则可通过充分的张力来确

定剥离线。如果甲状软骨的上角妨碍视野，可以从体外压迫软骨来确保视野。另外，术中出血时，使用内镜视野保持凝胶（Bisco®，大家制药工厂公司制造），确认出血点（**图3**）止血非常有用。止血困难的情况下使用抽吸电刀止血。

在梨状窝的病例中，由于在黏膜下层剥离时，可以确认喉上神经是黄色调的一束，因此在保留下来的同时进行剥离。剥离面和神经接近的时候，进行局注，使剥离面变宽，可以减少损伤。当术者难以剥离时，内镜医生的职责是提出建议，如用电刀剥离的部位、用钳子抓握的地方，或者改变牵拉的方向等，引导术者走向容易操作的方向。

切除后，确认止血，血管外露处可及时性地迅速烧灼。在切除范围大的病例中，将40 mg（1 mL）的三氨基乙酰胺（凯纳柯尔特-A®，布里斯托尔·迈尔斯公司生产）浅注0.1 mL于剥离面。最近还在使用聚乙醇酸片（neover®，日本君泽医疗公司生产）。

治疗困难部位的手术诀窍

1. 舌根

经口形成切线方向，是一个观察困难的区域。首先，用针线固定舌尖向前方牵引舌头。然后，将弯曲型喉镜放在病变的口侧，将经鼻内镜从鼻孔插入，正视病变。以碘不染区为依托，用经口插入的电刀进行标记，在经鼻上进

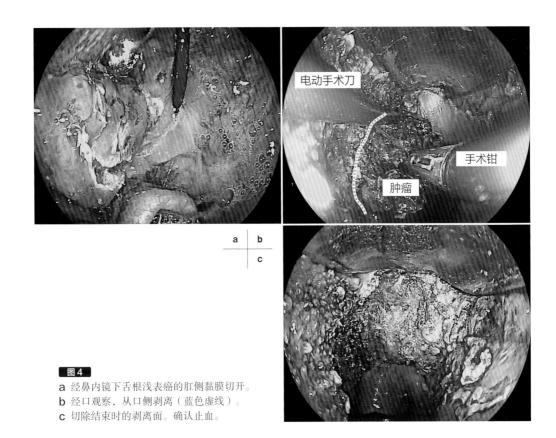

电动手术刀

手术钳

肿瘤

a | b
| c

图4
a 经鼻内镜下舌根浅表癌的肛侧黏膜切开。
b 经口观察，从口侧剥离（蓝色虚线）。
c 切除结束时的剥离面。确认止血。

行足量的局注后，从病变肛侧进行黏膜切开（**图4a**）。在进行到一定程度的时候，经口插入内镜，在不干扰电刀的情况下观察口侧的黏膜切口，使其与前面的切口连续。在舌根深部经鼻观察的同时，用握持钳把持病变，从右向正中推进剥离，在一定程度上完成肛侧的剥离。然后，从口侧边观察边在脂肪层进行剥离。与下咽部相比，剥离层很难分辨，但最好用握持钳牵引，借助张力依靠靛胭脂的蓝色色素进行剥离。剥离进行到一定程度后，将喉镜从正中偏右侧向左侧移动，在经鼻观察的同时，使左肛侧的剥离与右肛侧的剥离连续进行。最后，还可以变换到口腔视野内，处理剩下的部分（**图4b**）。切除后，松开喉镜后会慢慢地开始渗血，旋松喉头仔细确认止血后结束手术（**图4c**）。

2. 会厌谷—会厌舌面

在舌根处置入喉镜，展开视野。标记，局注，到全周切开为止如前所述。会厌舌面黏膜

正下方有软骨，黏膜下层薄，局注也难以进入。因此，从会厌谷的黏膜下层较厚的地方进行切开剥离，握住肛侧黏膜，从肛侧到口侧将软骨剥下，这样进行比较好（**图5**）。如果用握持钳不能很好地把持病变的话，用局注针插入进行病变牵引也很有效。

3. 下咽部后壁—颈部食管

对于肛侧缘浸润颈部食管的下咽部癌（**图6a**），由于难以经口递送器具，因此采用内镜下黏膜剥离术（endoscopic submucosal dissection，ESD）和ELPS同时进行。用碘染色确定范围后，由内镜医生进行标记，从食管侧的黏膜开始切开（**图6b**）。在食管入口部，如果过多地去除正常黏膜，就会造成严重狭窄，因此注意不要过多地横向去除黏膜。经口将黏膜切开至咽部一侧，手术结束后，术者换作头颈外科医生担当，继续进行全周切开，上皮下层剥离。在范围较大的病变切除过程中，插入

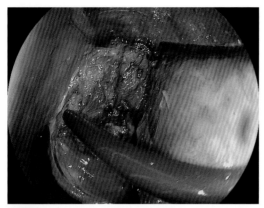
图5 会厌谷病变。从肛侧进行剥离

2个握持钳向左右扩张的话，剥离面会比较容易观察（**图6c**）。往深面继续行进的话，从下咽部收缩肌到环状咽肌，肌肉的走行会发生变化。在这里，肌层也会被牵引向前方抬起（**图6d**），如果把肌肉向背部倾斜进行剥离的话，就可以避免不必要的出血。由于食管侧视野不佳，所以戴上ST罩后，通过ESD进入狭窄的空间进行剥离就比较容易了。全部切除后确认止血，局注类固醇，贴上聚乙醇酸片后结束（**图6e**）。

4. 内喉

对于超过披裂的内喉病变，很难进行碘染色的范围诊断，应通过图像增强内镜联合放大观察来确定范围，并进行标记。不切入披裂软骨，注意应尽量保留披裂的高度进行剥离。

5. 中咽部后壁

经口插管，上唇正中固定，经鼻观察容易取得视野。

治疗后预防并发症的对策

局注量控制在最小限度，使用生理盐水不易引起喉头水肿。以前所有病例手术当晚都持续气管插管，现在除了手术时间超过2 h的病例外，当天拔管，从2POD（postoperative day，术后一天）开始饮水、进食，3POD出院。生命预后的并发症是术后出血，需要紧急应对。对于服用抗凝血、抗血栓药物的病例，

考虑到停药的优缺点后再开始用药，但由于术后出血的风险也会增加，所以出院时应告知患者如有异常情况立即随诊。另外，指导患者至少戒酒1个月。根据出血程度不同，如果患者呼吸困难且出现休克状态，就要迅速插管，进行全身麻醉止血。如果是渗出程度的出血，在确保输液通路，输血准备后在内镜室观察，有时也可以用经鼻内镜下APC（argon plasma coagulation）止血。

食管入口部的广域切除病例中存在术后狭窄的危险。术后第3周通过内镜检查确认病情，必要时可进行内镜的扩张术。也有以食管ESD为基准，同时使用类固醇的局注和内服的情况。由于老年患者容易引起误吸性肺炎，推荐吃黏稠的食物，并指导细嚼慢咽。

作为综合治疗之一的经口切除

过去因为头颈癌和食管癌有对颈部进行放射治疗的病例，有时也会经历不能对后面出现的下咽部、喉癌放线照射的情况。在这种情况下，可以选择需要喉部切除的手术或药物疗法，但对于拒绝手术的患者，可以先进行化疗取得疗效，缩小后再以局部控制为目的进行经口手术。

另外，在对化学放射线治疗后的残留、复发病例中的补救ELPS方面，很难判断放射线治疗结束后早期是否有残留。因此，治疗结束后半年内的残留、复发病例中有溃疡形成者不适用。因为治疗后的伤口治愈过程较慢，手术后的感染和术后出血的风险也很高，所以应推迟治疗后的饮食开始时间，并给患者服用抗菌药，勤于观察创部，如果有感染征兆，应禁食，慎重应对。

结语

本文对咽部浅表癌的经口手术的注意事项进行了讲解。头颈外科医生和内镜医生达成共识，相互联系协作，就能克服各种困难。为了治疗，建立良好的关系，维持关系是很重要的。

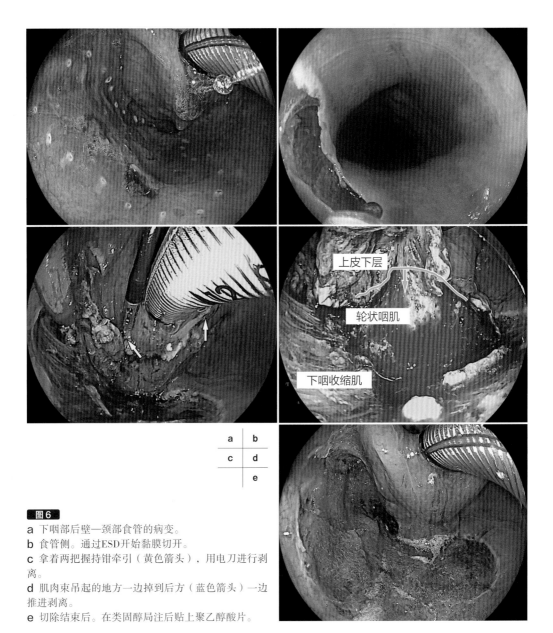

a	b
c	d
	e

图6

a 下咽部后壁—颈部食管的病变。

b 食管侧。通过ESD开始黏膜切开。

c 拿着两把握持钳牵引（黄色箭头），用电刀进行剥离。

d 肌肉束吊起的地方一边掉到后方（蓝色箭头）一边推进剥离。

e 切除结束后。在类固醇局注后贴上聚乙醇酸片。

（图中标注：上皮下层、轮状咽肌、下咽收缩肌）

参考文献

[1]Muto M, Nakane M, Katada C, et al. Squamous cell carcinoma in situ at oropharyngeal and hypopharyngeal mucosal sites. Cancer 101: 1375–1381, 2004.

[2]永井鑑、川田研郎、西蔭徹郎、他．下咽頭癌の内視鏡治療．胃と腸 38: 331–338, 2003.

[3]川田研郎、河野辰幸、永井鑑、他．中·下咽頭表在癌の内視鏡診断—経鼻内視鏡の立場から．胃と腸 45: 228–239, 2010.

[4]Kawada K, Okada T, Sugimoto T, et al. Intraoropharyngeal U-turn method using transnasal esophagogastroduodenoscopy. Endoscopy 46 Suppl 1: E137–138, 2014.

[5]Eguchi K, Matsui T, Mukai M, et al. Prediction of the depth of invasion in superficial pharyngeal cancer: Microvessel morphological evaluation with narrowband imaging, Head Neck 41: 3970–3975, 2019.

[6]Katada C, Muto M, Fujii S, et al. Transoral surgery for superficial head and neck cancer: National Multi-Center Survey in Japan. Cancer Med 10: 3848–3861, 2021.

[7]佐藤靖夫、大森泰、田川崇正．下咽頭表在癌の手術治療—内視鏡的咽喉頭手術（ELPS）の経験．日耳鼻会報 109: 581–586, 2006.

[8]Yano T, Nemoto D, Ono K, et al. Gel immersion endoscopy: a novel method to secure the visual field during endoscopy in bleeding patients（with videos）. Gastrointest Endosc 83: 809–811, 2016.

[9]Uno K, Tomifuji M, Araki K, et al. Scar contracture prevention with local steroid injections in transoral videolaryngoscopic

surgery. Auris Nasus Larynx 47; 856–863, 2020.

[10]Sugimoto S, Fuke T, Kobayashi D, et al. Efficacy of polyglycolic acid sheet and fibrin glue for the prevention of post−ELPS bleeding. Auris Nasus Larynx 48; 471–476, 2021.

Summary

Using ESD/ELPS for Treating Patients with Pharyngeal Superficial Cancer

Kenro Kawada[1], Hiroaki Kawabe[2],
Kazuchika Ohno, Ryuhei Okada,
Akihisa Tasaki, Hajime Sinohara[1],
Hiroyuki Shiobara, Ryota Kakuta,
Katsumasa Saito, Naoto Fujiwara,
Akihiro Hoshino, Masanori Tokunaga,
Yuusuke Kinugasa, Taro Sugimoto[3],
Takahiro Asakage[2]

At TMDU, from August 1996 to May 2021, a total of 710 superficial pharyngeal cancers in 437 patients were treated with EMR (endoscopic mucosal resection) or ESD (endoscopic submucosal dissection) and ELPS (endoscopic laryngopharyngeal surgery) . Since 2009, we have been performing ELPS in collaboration with head and neck surgeons.

Superficial cancers of ≤4 cm, without muscle layer or cartilage infiltration, and without lymph node metastasis are treated at our institution. It is important to focus on aspiration pneumonia in patients with a history of head and neck cancer and postoperative cases of esophageal cancer. Areas that are difficult to treat include the base of the tongue, epiglottis valley, and orifice of the esophagus. Gripping forceps with strong gripping force are used, and a transnasal endoscope is used to obtain a good field of view. It is necessary to focus on infection and rebleeding in salvage cases after radiation therapy. Steroids are useful to prevent severe stenosis in cases of infiltration from the hypopharynx to the orifice of the esophagus.

[1]Department of Gastrointestinal Surgery, Tokyo Medical and Dental University, Tokyo.

[2]Department of Head and Neck Surgery, Tokyo Medical and Dental University, Tokyo.

[3]Department of Otolaryngology−Head and Neck Surgery, Tokyo Metropolitan Cancer and Infectious Diseases Center Komagome Hospital, Tokyo.

咽癌的内镜切除治疗效果

饭冢 敏郎[1-2]

菊池 大辅[2]

摘要●针对咽部浅表癌的ESD，从保存脏器和维持生活质量的观点来看，与其他治疗方法相比是更微创的治疗。ESD可在下咽部及中咽部后壁采用经口插管，在会厌和舌根部采用经鼻插管等，根据病变部位的不同调整治疗方法进行剥离。剥离过程中，通过牵引，可以缩短治疗时间并将喉头水肿降至最低。虽然治疗安全性高，并发症少，但也有致命的情况，因此必须精通管理。在以277例435个病变为对象的亲身诊治的病例中，局部复发1例，淋巴结转移复发13例，无原发病病死病例，5年总生存率为85.5%。

关键词 咽部浅表癌 ESD 5年生存率 牵引 早期发现

[1] がん・感染症センター都立駒込病院内視鏡科
〒 113-8677 東京都文京区本駒込 3 丁目 18-22 E-mail : tiizukatora@gmail.com
[2] 虎の門病院消化器内科

引言

随着内镜器械的进步，发现咽部浅表癌变得比较容易。因此，在癌症中的发现数量确实在增加。另外，关于治疗方法，目前尚未统一，各种方法都是根据设施来执行的。根据 Rikitake 等的报告，Tis 的咽癌 866 个病变的治疗结果显示，对于同一 Tis 食管浅表癌，84% 的病例接受内镜治疗，而咽部浅表癌只有 55%。另外，病变深度相同的外科手术、放射线治疗或抗癌药治疗在食管为 8.1%，而在咽部为 35.7%。这可能是一种过度侵入的治疗，也证明了很多内镜医生不精通内镜治疗。

迄今为止，咽部是内镜医生不感兴趣的领域，但如果咽部发生癌需要治疗时，其治疗方法会对生活质量（quality of life，QOL）产生很大影响，因此首先需要探索微创治疗。在进行前述的治疗前，应进行内镜检查，病变深度和范围的诊断对判断治疗适应证是很重要的。作为下一阶段的治疗，考虑根据设施的状况进行内镜下黏膜剥离术（endoscopic submuucosal dissection，ESD）和内镜咽喉手术（endoscopic laryngopharyngeal surgery，ELPS）。从研究咽部浅表癌治疗的长期疗效的观点来看，比起治疗方法的技术性差异，后续随访在内的管理尤为重要。

因此，本文在介绍自身经验的内镜治疗技术的同时，还将阐明如何治疗咽部浅表癌，其结果是否有长期疗效。

自身经治病例中不同肿瘤部位的治疗方法

本院根据病变的位置逐渐改变治疗方法，采取容易接近各个位置的方法。一般在全身麻醉下进行治疗。如果病变位于软腭、腭弓或悬雍垂，可使用扁桃腺切除时使用的开口器确保视野，在内镜下进行标记和局注，耳鼻科医生在直视下使用电刀进行肿瘤的切除。

病变位于会厌舌面或舌根部时，应进行经鼻插管，将弯曲型喉镜的前端置于会厌谷处施行 ESD（图 1）。中咽部后壁、侧壁、梨状窝、下咽部后壁、环后区有病变时，应经口插管下施行 ESD（图 2）。此时弯曲型喉镜的前端留置固定在声带前。如果病变越过披裂会厌皱襞向声带侧伸展时，应进行气管切开，将呼吸机辅助呼吸时的插管从口腔内移除，并施行 ESD。

自身经治病例的治疗效果

1. 对象

以 2007 年 2 月至 2018 年 12 月，针对咽部病变实施 ESD 的病例中，以经病理组织学诊断为磷状上皮癌或高级别上皮内瘤变的病例 277 例 435 个病变为对象。本文为了特别针对 ESD 进行研究，排除了软腭、悬雍垂、腭弓的 49 个病变。

2. 方法

建立 ESD 的方法，正如在不同肿瘤部位的治疗方法中所述。以下是 ESD 的具体技巧。

①全身麻醉下，经口插管时，正中上唇处应固定插管。

②经口插入弯曲型喉镜，将前端固定在声带前区域（图 2a）。

③按白光、NBI（narrow band imaging）非放大、NBI 放大的顺序观察病变，并进行碘染色（图 2b、c）。

④观察病变周围，确认是否有碘淡染区。在主病变附近有淡染区时，采用 DualKnifeJ™（奥林巴斯公司生产）对病变进行标记（图 2d）。

⑤为了切开剥离，将内镜替换为 Q260J（奥林巴斯公司生产），首先从肛侧进行局注。局注液使用的是甘油醇加入少量的靛胭脂和肾上腺素的液体。

⑥切开标记区域。

⑦继续在口侧采取同样的手法，进行全周切开。

⑧进行口侧上皮下层的剥离后，通过经口插入 Fraenkel 喉钳，握住剥下部分的标本背面，进行牵引（图 2e）。

⑨推进上皮下层的剥离，切除标本。剥离过程中基本不实施追加局注。为了使牵引发挥良好的作用，需要随时改变握持部位。牵引方向也根据需要而变化，如左右、上下，甚至口侧、肛侧等。

⑩确认止血，并确认喉头区域的水肿轻度，拔除喉镜后结束（图 2f ~ h）。

3. 评价项目

研究了内镜治疗相关的短期效果（治疗时间、R0 切除率、并发症、组织学深度和脉管侵犯等）、长期疗效（生存率、复发、死因等）。

4. ESD 后随访

在主病变切除后的病理组织学研究中，如果发现脉管侵犯，建议进一步进行 2 个疗程的 5-FU（fluorouracil）+CDDP（cisplatin）化疗作为进一步治疗。治疗 1 ~ 1.5 个月后进行一次内镜检查，以确认伤口是否愈合，之后每半年进行一次内镜检查。对于病变范围较大的病例、肿瘤厚度超过 1000 μm 的病变以及脉管被侵犯的病变等，每半年进行一次 CT 和颈部超声检查。

5. 适应证及定义

术前 CT、颈部超声检查中判断为无淋巴结转移的病例为 ESD 的适应证病变，但是术前同一侧的颈部发现一个肿大的淋巴结，并且可以切除，如果判断主病变也是可以进行 ESD 的病变，则实施 ESD，该病变也包括在此次讨论中。

病变广泛，跨越几个区域时，以最广泛存在的部位作为病变的部位。局部复发是指切除时病变的水平切缘不明或呈阳性，且接触瘢痕部发现病变的情况。如果在随访中发现颈部淋巴结肿大，既往有进展期食管癌，之后淋巴结转移的可能性很高，或者在不矛盾的情况下，也可判断为食管癌引起的淋巴结转移。

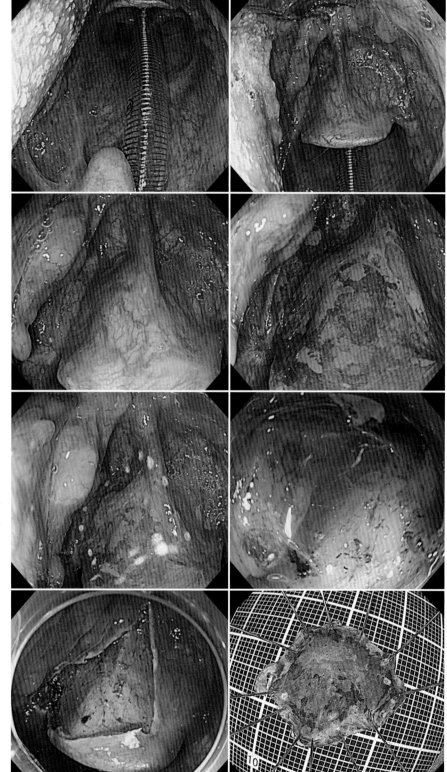

a	b
c	d
e	f
g	h

图1 发生在喉部左舌面的浅表癌行ESD的实际情况

a 经鼻插管的图像。

b 弯曲型喉镜的前端固定在舌根部。

c 左侧喉颅舌面存在发红的病变。

d 碘染色像。

e 标记像。

f 适度地进行牵引，同时剥离上皮下层。

g 切除后的图像。

h 切除标本的碘染色像。

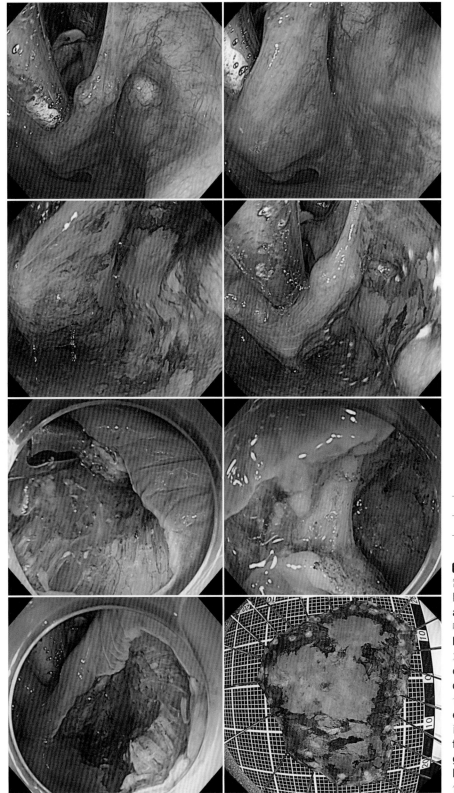

a	b
c	d
e	f
g	h

图2 发生在右梨状窝的浅表癌行ESD的实际情况

a 经口插管下弯曲型喉镜进行喉头上举。

b 右梨状窝处存在的发红的病变。

c 碘染色像。

d 用碘淡染部分也包含的形式标记。

e 用喉钳握持标本背面进行牵引。

f 保留神经进行剥离。

g 切除后的图像。

h 切除标本的碘染色像。

表1 临床病理学特征	
所有病例（患者数）	435（277）
年龄（范围）	67.5（43~89）岁
性别（男性：女性）	262：15
食管癌治疗史	48.7%
同时性食管癌	26.0%
病变的位置	
下咽部后壁	60
环后区	15
梨状窝	282
中咽部后壁	47
喉部—舌根部	31
病变尺寸（范围）	21.6（1.5~84）mm
肉眼形态	
隆起型	146
平坦型	277
凹陷型	12

表2 短期效果	
所有病例（患者数）	435（277）
治疗时间（范围）	53.1（6~325）min
一次性切除率	99.5%
R0切除率	83.4%
深度	
CIS	214
SEP	221
有脉管侵犯	26
并发症	
术后出血	2
喉头水肿（夜间治疗）	54
皮下气肿	2
局注量（范围）	10.6（1~49.5）mL

表3 长期效果	
所有病例（患者数）	435（277）
观察时间（范围）	64.4（0.03~153.4）个月
复发	
局部	1
淋巴结	13
原发病病死病例	0
其他病死病例	31
接受随访的患者数	245（88.4%）

结果

1. 临床病理学的见解

表1列出了对象病例的临床病理学结论。值得一提的是，有食管癌病史的病例为48.7%，同时性为26.0%。此外，在病变部位，64.8%为梨状窝，82.1%为下咽部区域。

2. 短期效果（表2）

在早期手术（前述⑤~⑨）不熟练时期，曾出现过不能一次性切除的病例，但现在所有病例都可以一次性切除，整体一次性切除率为99.5%。在切除后的病理组织学检查中，切缘呈阳性，排除不明病例的R0切除率为83.4%。在测得的252个病变中使用的局注量为10.6 mL。除治疗初期以外，几乎所有的病例都是使用Fraenkel喉钳进行牵引剥离的，因此可减少局注量。并发症术后出血有2例病变，有54例为预防喉头水肿，在手术当天不拔除插管，进行过夜治疗，但所有病例都能在第二天拔除插管。

3. 长期疗效

在表3、图3中提示长期效果。平均观察时间为64.4个月，随访率为88.4%，5年总生存率为85.5%。无原发病病死病例，疾病特异性5年生存率为100%。淋巴结转移复发13例，占总数的4.7%，其中4例未发现脉管侵犯。转移病例的肿瘤厚度平均为1613 μm。

讨论

本文阐述了作者等实施的ESD技术及其长期效果。可见，通过早期发现并提供治疗，可以获得长期良好的预后效果。关于治疗，我认为不是任何患者都能轻松进行手术。作者等组建了一个特定的团队，采取了专业治疗的形式。

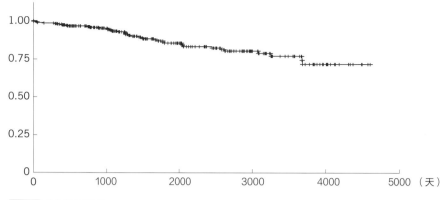

图3 总生存率曲线

从精通解剖到技术、围术期的管理在治疗环节中是很重要的，我认为这是取得良好成效的原因。

另外，关于并发症，术后出血是可能导致致命的并发症之一，幸运的是，在经治的病例中只有 2 例。其中 1 例在切除了喉部—舌根部病变的第二天早晨出现术后出血。虽然出血量较多，但由于治疗时气管切开，得以在内镜室内镜下止血。另一个大的并发症是喉头水肿。在经治的病例中，治疗结束后与麻醉科医生进行了商量，如果水肿明显，则到第二天为止不拔掉插管，观察病情发展。所有病例次日均能拔管，没有出现问题。

咽部浅表癌和食管癌同时存在，是需要注意的病例，先进行食管癌手术，然后对咽癌进行 ESD。即使在切开时注入的局注液用量并不多，印象中也有很多出现喉头水肿的病例。随着食管切除，淋巴流也被切断，这可能是通常不会引起水肿的剂量也会引起水肿的原因。

减少此类并发症发生率最有效的手段，是一边牵引一边进行剥离。在牵引的同时进行剥离，可以缩短治疗时间，使局注量最小化。作者等人使用 Fraenkel 喉钳进行牵引，还报告了使用带线夹子和双瞄准镜的方法。无论如何，必须在牵引的同时进行剥离。

关于 ESD 后的检查，不仅是局部复发，淋巴结转移的检查也很重要。咽喉黏膜的上皮很脆弱，在剥离过程中容易剥脱。因此，在病理组织学检查中，有时会出现水平切缘阳性或水平切缘不明的诊断。但是，即使这样的病例也很少出现局部复发。重要的是，能否在确保内镜切缘阴性的情况下进行切开剥离。关于淋巴结转移的风险因素还没有达成共识。经治的病例中有脉管侵犯的病例，肿瘤厚度超过 1000 μm 的病例风险较高，每半年进行一次 CT 和颈部超声检查，以便早期发现淋巴结转移。实际上发现了 13 例淋巴结转移，但通过外科切除或 CRT（chemoradiotherapy）完全可以解决，未发现原发病病死病例。

另外，关于异时性致癌的研究也很重要。关于这点，Katada 等报告了很多病例的探讨。报告显示，16.9% 的患者在随访中发现了其他脏器癌，其发生率依次为食管、胃、肺、大肠。在经治的病例中，死因大多为其他脏器的癌性病变，所以在随访时，不仅要筛查咽喉、食管，还要广泛筛查其他脏器。如何早期发现其他脏器的癌性病变并进行治疗，将对提高整体预后产生重大影响。

结语

对呈增长趋势的咽部浅表癌的治疗，以及后续的随访和长期效果进行了阐述。ESD 本身只要具备完善的管理体制就可以安全实施。要想取得良好的长期疗效，除了早期发现原发病外，关键在于如何通过随访早期发现其他脏器癌。

[1]Rikitake R, Ando M, Saito Y, et al. Current status of superficial pharyngeal squamous cell carcinoma in Japan. Int J Clin Oncol 22: 826-833, 2017.

[2]Iizuka T, Kikuchi D, Suzuki Y, et al. Clinical relevance of endoscopic treatment for superficial pharyngeal cancer: feasibility of techniques corresponding to each location and long-term outcomes. Gastrointest Endosc 93: 818-827, 2021.

[3]Iizuka T, Kikuchi D, Hoteya S, et al. A new technique for pharyngeal endoscopic submucosal dissection: peroral countertraction (with video). Gastrointest Endosc 76: 1034-1038, 2012.

[4]Yoshio T, Tsuchida T, Ishiyama A, et al. Efficacy of double-scope endoscopic submucosal dissection and long-term outcomes of endoscopic resection for superficial pharyngeal cancer. Dig Endosc 29: 152-159, 2017.

[5]Minami H, Tabuchi M, Matsushima K, et al. Endoscopic submucosal dissection of the pharyngeal region using anchored hemoclip with surgical thread: A novel method. Endosc Int Open 4: E828-831, 2016.

[6]Katada C, Muto M, Fujii S, et al. Transoral surgery for superficial head and neck cancer: National Multi-Center Survey in Japan. Cancer Med 10: 3848-3861, 2021.

Summary

Long-term Outcomes of ESD for Treating Superficial Pharyngeal Cancer

Toshiro Iizuka[1-2], Daisuke Kikuchi[2]

ESD (endoscopic submucosal dissection) is a minimally invasive method for treating superficial hypopharyngeal carcinoma, and it helps in organ preservation and maintenance of quality of life. ESD is performed with some ingenuity according to the site of a lesion, such as oral intubation is performed for a lesion located in the hypopharynx and posterior wall of the oropharynx, whereas nasal intubation is performed for a lesion located in the epiglottis and root of tongue. During dissection, traction is applied to reduce procedure duration and minimize laryngeal edema. Although this treatment is believed to be safe and has few complications, it can be fatal in some cases; therefore, it is important to be familiar with various management approaches. In our study, 435 lesions from 277 patients were analyzed. Local recurrence, lymph node recurrence, and death from primary disease were detected in 1, 13, and 0 patients, respectively. The overall survival rate was 85.5% at 5 years.

[1]Department of Gastrointestinal Endoscopy, Tokyo Metropolitan Cancer and Infectious Diseases Center Komagome Hospital, Tokyo.

[2]Department of Gastroenterology, Toranomon Hospital, Tokyo.

咽癌治疗后的异时性多发癌，对残余复发病变的诊疗方案

清水 勇一 [1]

沟口 兼司 [2]

山本 桂子 [3]

西村 友佑 [4]

井上 雅贵

乡田 宪一 [5]

渡边 昭仁 [6]

摘要●在对咽癌进行内镜切除后，保存下来的咽部经常发生异时性多发癌，和食管癌一样，由于背景黏膜上发现多发碘不染区的病例比例高，因此治疗时对咽部碘染色像的评估很重要。咽癌放射治疗后的内镜检查，需要结合黏膜损伤进行评估，检查中也需要注意喉头水肿。照射后的异时性多发癌也适用于内镜切除，但黏膜愈合延迟，易感染。内镜切除也是对照射后残余复发咽癌的清理治疗的选择之一。虽然该疗法在技术上有困难和风险，但能保留喉头。

关键词　咽部浅表癌　内镜切除　异时性多发癌　残余复发　碘不染区

[1] 国立病院機構北海道医療センター消化器内科
　〒063-0005 札幌市西区山の手5条7丁目1-1　E-mail : yuichi0996@gmail.com
[2] 同　耳鼻咽喉科
[3] 北海道大学病院光学医療診療部
[4] 北海道大学大学院医学研究院内科学講座消化器内科学教室
[5] 獨協医科大学病院消化器内視鏡センター
[6] 恵佑会札幌病院耳鼻咽喉科・頭頸部外科

引言

在咽癌治疗中，由于根治性手术全咽喉切除术的侵袭以及对生活质量（quality of life，QOL）的影响很大，所以放射治疗或放射联合化疗经常被作为第一选择。但是，近几年随着内镜诊断技术的进步，发现了很多咽部浅表癌病例，对这些病例的内镜切除也在以日本为中心广泛开展。今后，如何对咽癌进行各种治疗后的随访观察，如何对异时性多发咽癌以及残余复发病变进行治疗，将成为现实的问题。本文针对这些问题，前半部分介绍咽癌内镜切除后的异时性多发头颈癌发生的临床研究结果，后半部分介绍对咽癌放射治疗后的随访，以及对残余复发病变的治疗，提出具体的病例并进行解说。

下咽癌内镜切除病例中的咽背景黏膜与异时性多发头颈癌的关系

1. 背景

针对咽部浅表癌的局部切除，其中内镜切除已逐渐普及，但保留下来的喉部成为异时性多发头颈癌的发源地。关于其发生率，Mutoo等对104例下咽部浅表癌内镜切除病例进行了前瞻性研究（中位观察时间），报告异时性咽

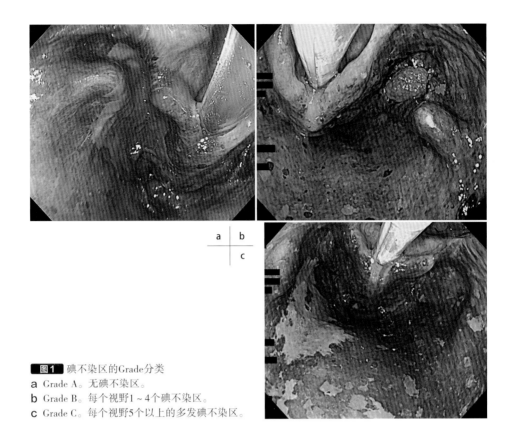

a | b

  | c

图1 碘不染区的Grade分类
a Grade A。无碘不染区。
b Grade B。每个视野1~4个碘不染区。
c Grade C。每个视野5个以上的多发碘不染区。

癌5年发病率为22%。仅靠初次治疗不一定能长期控制癌症，需要评估异时性多发头颈癌的发病风险。

头颈部和食管磷状上皮癌多发一直以来就为人所知，为"区域癌化 field cancerization"，与酒精、代谢产物乙醛、香烟等致癌物质的暴露有很大关系。关于将食管磷状上皮癌作为一级癌症的 field cancerization，Katada 等以日本16家机构的330例食管癌内镜切除病例为对象进行了前瞻性研究，通过对食管背景黏膜的碘染色像的观察，将发现碘不染区（lugol voiding lesion, LVL）每个视野10个以上的病例（Grade C）作为异时性多发食管癌和头颈癌发病高风险组。

在咽部浅表癌内镜切除时，为了确定肿瘤范围，通常在全身麻醉下对病变和背景咽部黏膜进行碘染色，但此时常常发现其他碘不染区。此次，研究了咽部碘不染区是否会成为异时性多发头颈癌的生物标志物。

2. 对象和方法

以在惠佑会札幌医院耳鼻喉科和头颈外科进行内镜切除，经过1年以上观察的380例下咽部浅表癌病例为对象进行了前瞻性研究。内镜切除手术在2009年之前采用 EMR-C 法（endoscopic mucosal resection using a cap），此后采用 ELPS 法（endoscopic laryngopharyngeal surgery）。整个病例，在全身麻醉下用1.5%碘液对咽部黏膜进行了染色。

关于碘不染区的 Grade 分类，由于咽部内腔比食管狭窄，所以每个视野5个以上为多发碘不染区（Grade C），无碘不染区为 Grade A，碘不染区1~4个为 Grade B（**图1**）。另外，让精通食管癌内镜诊断的2名消化内镜医生（清水，乡田）在完全不知道临床信息的情况下，在术中使用咽部碘染色内镜图像进行了碘不染区 Grade 分类。

表1 下咽部癌内镜切除后发生的异时性多发头颈癌的定位

	继发性头颈癌 146个病变（117例）	三次性头颈癌 69个病变（52例）	四次性头颈癌 31个病变（24例）
下咽			
梨状窝	42	13	7
后壁	23	11	3
环后区	9	6	0
中咽			
后壁	17	9	3
上壁	5	3	2
侧壁	12	3	1
前壁	9	6	7
喉头	14	5	2
口腔	15	13	6

所有病例在首次切除后，每隔6个月至1年进行包括NBI（narrow band imaging）联合内镜检查在内的随访。异时性多发头颈癌为切除后1年以上发生，且非切除后瘢痕上发生的肿瘤。关于继发性癌、三次性、四次性癌的发生比例，通过Kaplan-Meier法及Log-Rank法进行了生存分析。

3. 结果

18例因画质水平不够而被排除，对余下362例进行了讨论。关于碘不染区的Grade分类，Grade A组87例、Grade B组143例、Grade C组132例。患者背景暂且不提，各Grade的背景因素（年龄、性别、切除方法、病变亚部位、组织学T分类）均未发现差异。关于异时性多发头颈癌的发生，在中位数65（12～236）个月的观察期间内，117例（32.3%）为继发性癌，52例（14.4%）为三次性癌，24例（6.6%）为四次性头颈癌。

在表1中提示异时性多发性头颈癌的发生部位。在下咽中出现的概率最高。Grade A组、Grade B组、Grade C组中，继发性头颈癌3年发病率分别为14.4%、18.8%、29.3%（A群vs C群：$P=0.002$；B群vs C群：$P=0.001$，**图**

2a）。三次性头颈癌5年发病率分别为3.9%、9.8%、19.6%（A群vs C群：$P=0.001$；B群vs C群：$P=0.006$，**图2b**）。四次性头颈癌7年发病率分别为0、2.3%、13.2%（A群vs C群：$P=0.025$；B群vs C群：$P=0.009$，**图2c**）。碘不染区（Grade C）与异时性多发头颈癌的发生存在相关性。

4. 讨论与结论

在这次研究中，虽然异时性多发头颈癌的发病率比以前报道的要高，但主要是观察期长的原因。首次治疗后过了10年，异时性癌还是发生了，故必须长期随访。在Grade C组中，不仅继发性，而且三次性、四次性头颈癌发病率也显著升高。因此，在初次治疗时，评估咽部背景黏膜碘染色的情况非常重要。

异时性多发头颈癌在下咽最常见，但下咽内腔狭窄，内镜切除后的瘢痕有可能导致吞咽障碍和误吸，所以异时性癌应尽早发现，并且应该在小病变时就发现。特别是高风险的咽部多发碘不染区病例，需要严格随访，具体来说，最好每半年进行一次NBI内镜检查。

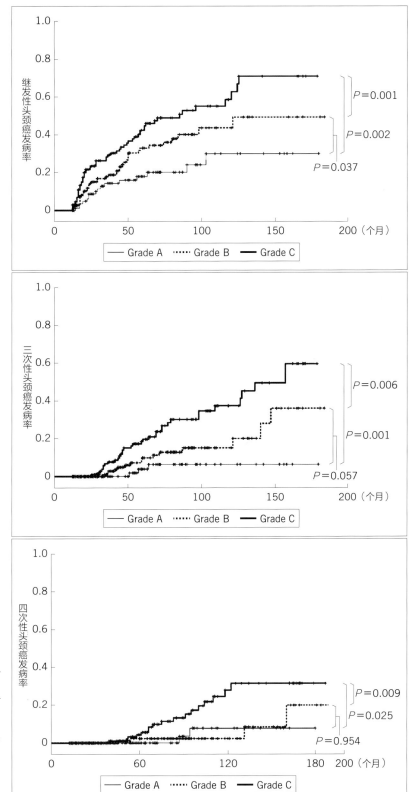

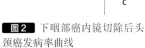

图2 下咽部癌内镜切除后头颈癌发病率曲线

a 继发性。

b 三次性。

c 四次性。

咽癌放射治疗后的随访，以及对残余复发病变的治疗

对咽癌的放射治疗和放化疗，从保留器官的观点来看，是极为有用的治疗方法，但即使是得到了完全的缓解，在保存的咽喉黏膜上也经常发生异时性多发咽癌。另外，在发生咽部浅表癌的情况下，和未照射的病例一样也是内镜切除的适应证。但是，照射后的咽部黏膜，由于直接的黏膜损伤而发生变化，必须注意其特征。

放射线引起黏膜损伤的发生机制，与照射部位产生的活性氧自由基引起的细胞损伤有关。黏膜损伤的成因因其发生时期而异，急性障碍是放射线对构成实质的组织细胞直接损伤，慢性障碍是血管、结缔组织等间质组织障碍，由于血管闭塞性血管炎等引起血流障碍，继发性地导致纤维性结缔组织增生等实质障碍。而且，伴随着上皮下层的淋巴回流障碍而产生堵塞，容易引起喉头水肿。照射野中如果含有唾液腺（舌下腺、下颌腺、腮腺），会导致唾液分泌障碍，黏膜的屏障功能下降也会导致黏膜损伤。这些照射后的咽部黏膜损伤，即使临床症状轻微，也对咽部浅表癌的内镜检查和内镜切除再治疗后的病程影响很大。以下列举具体的临床病例进行说明。

1. 放射线照射后的内镜检查

虽然还没有具体的发病率报告，但在接受过放射线照射的咽部黏膜上也会发生异时性咽癌。比起一般的中老年男性，发生咽癌的风险更高，需要进行细致的内镜检查。照射后的咽部黏膜反映了上述慢性血流障碍，被认为是弥漫性侧副循环的微细血管异常。与正常的咽部背景黏膜明显不同，在 NBI 观察中，微细的毛细血管网被认定为 brownish area 等，有时难以判断。观察范围、观察方法与未照射的病例相同，但通常最好在白光下观察。其他观察步骤与非照射高风险病例（食管磷状上皮癌合并既往病例等）相同。观察原则，在镜头插入后执

行，具体来说，插入后，按软腭→右腭弓→中咽部右侧壁→悬雍垂→左腭弓，中咽部左侧壁→中咽部后壁→会厌舌面→喉头谷，舌根→下咽部后壁→右梨状窝→喉头声门周围，声门裂→左梨状窝的顺序观察。**图 3** 为对中咽部癌照射后 72 个月病例的内镜检查图像。

此外，内镜检查不仅要观察咽部区域，还要观察食管和胃，但是放射线照射后的病例由于作用范围的接触刺激，喉头处于容易引起水肿的状态。检查时要时刻注意喉头水肿的风险。具体来说，通过食管入口前，观察咽喉时要确认喉头的状况，判断是否存在喉头水肿的风险。事先向护理的护士告知风险，仔细观察呼吸声和表情。如有必要，请做好尽快给患者使用激素的准备。另外，即使在非镇静状态下进行，所有放射线照射后的病例也最好建议安装脉氧检测器。虽然是极端的病例，请参阅食管癌内镜下黏膜剥离术（endoscopic submucosal dissection，ESD）中出现喉头水肿的病例。

［病例 1］ 70 余岁，男性。有下咽部癌（左梨状窝）放射治疗病史。

以定期随访为目的的上消化道内镜检查（esophagogastroduodenoscopy，EGD）中，确诊为早期食管癌。治疗前一个月进行的精密内镜检查时，判断喉头水肿的风险较低（**图 4a**）。虽然对食管癌进行了 ESD 治疗，但在手术结束前（手术时间 50 min），喉部的呼吸声变为喘鸣样，并逐渐恶化。结束时，内镜观察结果显示喉头水肿明显（**图 4b**），虽然进行了氢化可的松 100 mg 的快速滴注，但呼吸声没有改善，因此实施了紧急气管切开。

2. 对放射线照射后发生在咽部黏膜上的异时性多发咽癌进行内镜切除

对于照射后异时性多发咽癌，也可以像通常的咽部浅表癌一样进行内镜切除。但是，如上所述，上皮下层经常会产生纤维化，因此技术上有些困难。另外，由于血流障碍，黏膜愈合延迟，易感染。以下是 ESD 后形成颈部脓肿的病例。

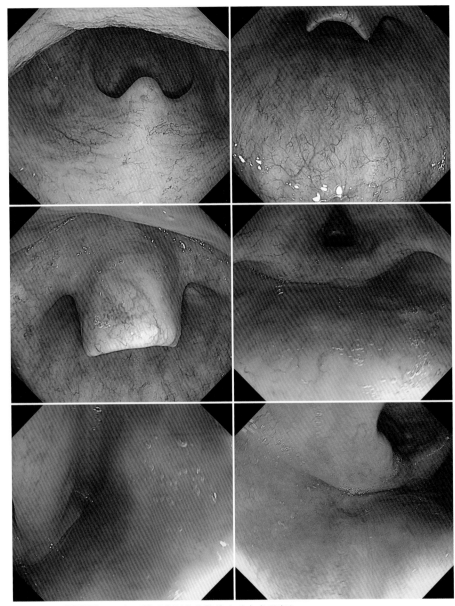

a	b
c	d
e	f

图3 对咽癌照射后病例的内镜检查（白光观察）
a 软腭，左右腭弓，悬雍垂。
b 中咽部后壁。
c 会厌舌面，会厌谷，舌根。
d 下咽部后壁，喉头声门周围。
e 右梨状窝。
f 参考图像（根据NBI的左梨状窝观察）。微细的毛细血管网被认定为brownish area，容易误判。

［**病例2**］ 60余岁，男性。有中咽部癌放射治疗病史。

照射结束后经过48个月的内镜检查观察，发现右梨状窝处有0-Ⅱb型下咽部癌，进行了ESD（**图5a、b**）。因为是甲状软骨上角突出的病例，所以切除很难，术中损伤了软骨膜（**图5c**）。下咽部癌虽已治愈切除，但切除后溃疡愈合延迟，因感染形成了颈部脓肿（**图**

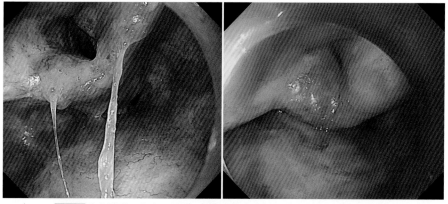

a	b

图4 [病例1]70余岁，男性。早期食管癌病例。曾经接受过咽癌放射线治疗

a 在治疗前一个月进行的精密内镜检查中，判断喉头水肿的风险很低。

b 食管ESD结束前（手术时间50 min），喉部呼吸声变为喘鸣样，并逐渐恶化。结束时，内镜观察结果显示喉头水肿明显，氢化可的松急速滴注，但未改善，实施了紧急气管切开。

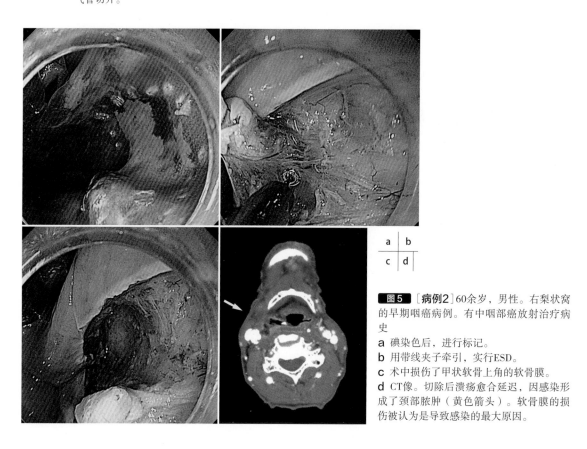

a	b
c	d

图5 [病例2]60余岁，男性。右梨状窝的早期咽癌病例。有中咽部癌放射治疗病史

a 碘染色后，进行标记。

b 用带线夹子牵引，实行ESD。

c 术中损伤了甲状软骨上角的软骨膜。

d CT像。切除后溃疡愈合延迟，因感染形成了颈部脓肿（黄色箭头）。软骨膜的损伤被认为是导致感染的最大原因。

5d）。ESD后62天出院。软骨膜的损伤被认为是导致感染的最大原因。

3．对放射线照射后的残余复发咽癌的治疗方法

对咽癌的放射治疗、放化疗是有用的治疗方法，虽然得到了广泛应用，但也确实会发生

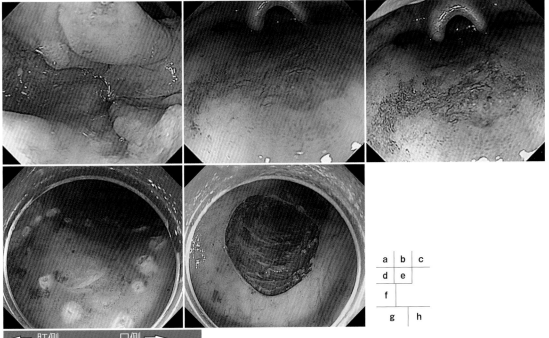

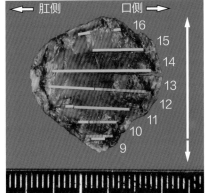

a	b	c
d	e	
f		
g	h

← 肛侧　　　口侧 →

16
15
14
13
12
11
10
9

—— low grade dysplasia
—— squamous cell carcinoma, EP
—— squamous cell carcinoma, SEP

图6 ［病例3］60余岁，男性。中咽部癌放化疗后，局部残余病例

a 因发现以中咽部后壁为中心的肿瘤，高度怀疑肿瘤浸润肌层，故选择了放化疗。

b 白光像。治疗结束后也认定了有局部残余。

c 同NBI像。

d 尝试进行了ESD。

e 由于癌残余的深度不明，从肌层浅层进行了略深的剥离。

f 拟切除标本范围。

g 切除标本中放大像（HE染色，×200）。病理组织学诊断为上皮下浸润距离700 μm，ly0，v0，pHM0，pVM0。

h ESD后56个月，至今仍无复发发生存中。

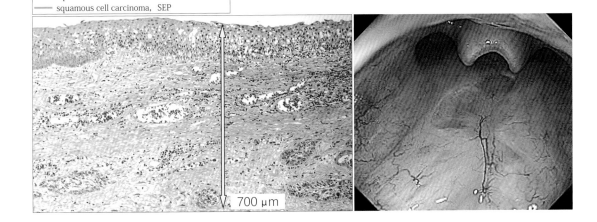

700 μm

不少残余复发病变。如果是来自深部的残余复发，目前的治疗首选是全喉切除术，但如果被判断为较浅层的残余复发，内镜切除也是一种选择。但是，需要进行深度切除，而且，比上述的异时性多发癌更容易存在纤维化，技术上更加困难，另外，黏膜愈合延迟，易感染。不过，虽然存在风险，但喉头能保存下来。以下，介绍对中咽部放射线化疗后的残余复发病变进行 ESD 的病例。

[**病例 3**]　60 余岁，男性。

发现肿瘤以中咽部后壁为中心，活检组织诊断为磷状上皮癌（**图 6a**）。高度怀疑肌层浸润，实施了放化疗。由于治疗结束后仍有局部残余（**图 6b、c**），尝试进行 ESD。由于癌残余下的深度不明，从肌层浅层进行了略深的剥离（**图 6d、e**）。切除标本的病理组织学诊断为上皮下浸润距离 700 μm，ly0、v0、pHM0、pVM0（**图 6f、g**）。ESD 后 56 个月，至今仍无复发生存中（**图 6h**）。

结语

将以上内容总结为关键信息。

·咽癌内镜切除后的异时性多发头颈癌经过 10 年以上仍会发生，因此需要长期的内镜检查。

·内镜切除时经碘染色在咽部背景黏膜上发现多发碘不染区的病例，是异时性多发头颈癌的高风险人群，建议每年进行 2 次左右的内镜随访。

·放射线照射后的病例进行内镜随访时，应注意喉头水肿的发生。

·对咽癌放射线照射后的残余复发和异时性多发咽癌也可以进行内镜切除。虽然技术上有些困难和风险，但由于好处远远超过了风险，所以在得到患者及其家属的理解后可以尝试。

参考文献
[1]Muto M, Nakane M, Katada C, et al. Squamous cell carcinoma in situ at oropharyngeal and hypopharyngeal mucosal sites. Cancer 101: 1375–1381, 2004.

[2]Shimizu Y, Yamamoto J, Kato M, et al. Endoscopic submucosal dissection for treatment of early stage hypopharyngeal carcinoma. Gastrointest Endosc 64: 255–259, 2006.

[3]Iizuka T, Kikuchi D, Hoteya S, et al. Clinical advantage of endoscopic submucosal dissection over endoscopic mucosal resection for early mesopharyngeal and hypopharyngeal cancers. Endoscopy 43: 839–843, 2011.

[4]Satake H, Yano T, Muto M, et al. Clinical outcome after endoscopic resection for superficial pharyngeal squamous cell carcinoma invading the subepithelial layer. Endoscopy 47: 11–18, 2015.

[5]Tateya I, Muto M, Morita S, et al. Endoscopic laryngo-pharyngeal surgery for superficial laryngo-pharyngeal cancer. Surg Endosc 30: 323–329, 2016.

[6]Watanabe A, Taniguchi M, Kimura Y, et al. Synopsis of transoral endoscopic laryngopharyngeal surgery for superficial pharyngeal cancers. Head Neck 39: 1779–1787, 2017.

[7]Iizuka T, Kikuchi D, Hoteya S, et al. A new technique for pharyngeal endoscopic submucosal dissection: peroral countertraction（with video）. Gastrointest Endosc 76: 1034–1038, 2012.

[8]Hanaoka N, Ishihara R, Takeuchi Y, et al. Endoscopic submucosal dissection as minimally invasive treatment for superficial pharyngeal cancer: a phase II study（with video）. Gastrointest Endosc 82: 1002–1008, 2015.

[9]Muto M, Satake H, Yano T, et al. Long-term outcome of trans-oral organ-preserving pharyngeal endoscopic resection for superficial pharyngeal cancer. Gastrointest Endosc 74: 477–484, 2011.

[10]Slaughter DP, Southwick HW, Smejkal W. Field cancerization in oral stratified squamous epithelium ; clinical implications of multicentric origin. Cancer 6: 963–968, 1953.

[11]Lee YC, Wang HP, Wang CP, et al. Revisit of field cancerization in squamous cell carcinoma of upper aerodigestive tract: better risk assessment with epigenetic markers. Cancer Prev Res 4: 1982–1992, 2011.

[12]Katada C, Yokoyama T, Yano T, et al. Alcohol consumption and multiple dysplastic lesions increase risk of squamous cell carcinoma in the esophagus, head, and neck. Gastroenterology 151: 860–869, 2016.

[13]Naidu MU, Ramana GV, Rani PU, et al. Chemotherapy-induced and/or radiation therapy-induced oral mucositis-complicating the treatment of cancer. Neoplasia 6: 423–431, 2004.

[14]Vissink A, Mitchell JB, Baum BJ, et al. Clinical management of salivary gland hypofunction and xerostomia in head-and-neck cancer patients: success and barriers. Int J Radiat Oncol Biol Phys 78: 983–991, 2010.

Summary

Diagnosis and Treatment of Metachronous Multiple Cancer and Residual Cancer after Treatment for Pharyngeal Cancer

Yuichi Shimizu[1], Kenji Mizoguchi[2],
Keiko Yamamoto[3], Yusuke Nishimura[4],
Masaki Inoue, Kenichi Goda[5],
Akihito Watanabe[6]

Metachronous multiple cancer often develops in the preserved laryngopharynx after endoscopic resection in patients with pharyngeal cancer. However, multiple lugol−voiding lesions in the pharyngeal background mucosa observed during treatment can be used as a biomarker of metachronous multiple cancer, and hence, it would be important to evaluate the pharyngeal background mucosa by lugol staining. Endoscopic surveillance in patients who have undergone radiotherapy for pharyngeal cancer requires the evaluation of additional mucosal injury effect and close attention for laryngeal edema during examination. Metachronous multiple cancer developing after radiotherapy for pharyngeal cancer can also be an indication for endoscopic resection ; however, the treatment encompasses the risk of developing adverse events, such as delayed mucosal healing and local infection. Endoscopic resection would be one of the salvage treatment choices for residual pharyngeal cancer after radiotherapy. Although the treatment involves technical difficulty and the risk of developing adverse events, it can avoid invasive laryngectomy.

[1]Department of Gastroenterology, National Hospital Organization, Hokkaido Medical Center, Sapporo, Japan.

[2]Department of Otolaryngology, National Hospital Organization, Hokkaido Medical Center, Sapporo, Japan.

[3]Division of Endoscopy, Hokkaido University Hospital, Sapporo, Japan.

[4]Department of Gastroenterology, Hokkaido University Graduate School of Medicine, Sapporo, Japan.

[5]Department of Gastroenterology, Dokkyo Medical University Hospital, Tochigi, Japan.

[6]Department of Otolaryngology Head and Neck Surgery, Keiyukai Sapporo Hospital, Sapporo, Japan.

经口机器人辅助手术（TORS）治疗咽癌的现状

藤原 和典[1]

[1] 鳥取大学医学部感覚運動医学講座耳鼻咽喉・頭頸部外科学分野
〒 683–8503 米子市西町 86
E-mail : kfujiwa@tottori-u.ac.jp

关键词　　经口机器人辅助手术　　TORS　　达·芬奇　　手术辅助机器人　　手术适应证

引言

早期的咽癌，作为代替化疗、放疗的治疗，使用经口机器人辅助手术（transoral robotic surgery，TORS）在国外逐渐普及，有良好的肿瘤学效果和功能保存报告。

本手术在日本首先从单机构的临床研究开始，之后，从 2013 年开始在手术体制完善的鸟取大学、京都大学以及东京医科大学等 3 所机构，进行了先进医疗 B 制度下的多机构临床试验。根据结果，于 2018 年 8 月扩大了对头颈部区域（经口手术）的适应证。此后，在日本头颈外科学会及日本耳鼻咽喉科学会的指导下，制定了在耳鼻咽喉科 / 头颈外科中进行机器人辅助手术的医师资格标准、设施条件及机器人辅助手术机器的正确使用指南，并开始运用，本文将介绍 TORS 的实际情况以及 TORS 在日本的现状。

TORS的实际

1. 适应证

日本头颈外科学会机器人辅助手术的手术指南与教育计划制定委员会提出的 TORS 的适应证，定义为中咽部癌、下咽部癌、声门上癌中的一种癌。另外，耳鼻咽喉科 / 头颈外科机器人辅助手术器械的正确使用指南中，有开口障碍的病例、浸润颈动脉和骨组织等深部组织的病例不属于适应范围，最好从中咽（侧壁、后壁、上壁）开始。

另外，在头颈癌诊疗指南中，虽然没有仅限于 TORS 手术适应证的描述，而是描述了整体的经口性手术适应证，对于中咽部癌和下咽部癌，在 T1、T2 病例中，推荐的治疗方法是经口切除。在喉癌喉头保留手术中，包括内镜的切除术和经口的切除术。另外，在 NCCN（National Comprehensive Cancer Network）的指南中指出，TORS 适用于能够切除的局限性疾病，并且在进行手术时需要具备特定的技能和经验。

虽然在日本未详细描述 TORS 的适应证，但在国外，在副咽肿瘤、复发鼻咽癌、原发不明癌、声门癌、睡眠呼吸暂停综合征中，报告了使用 da Vinci Surgical System（Instive Saysical 公司生产，以下简称为达·芬奇）经

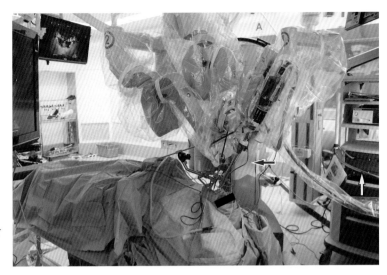

图1 达·芬奇的对接。从右腋窝方向导入机械臂。红色箭头：机械臂；黄色箭头：成像系统

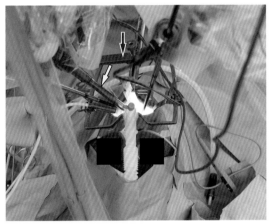

图2 达·芬奇的内镜和钳子的插入。利用FK-WO Littractor展开了咽部后，经口插入了内镜和两把钳子。红色箭头：FK-WO反射镜；黄色箭头：内镜

口手术的情况。

2. 手术的实际情况

本手术在诱导全身麻醉后，采用FK-WO Littractor（经口手术用扩张器，奥林巴斯公司生产）进行咽部扩张。基本上在手术时不施行气管切开。另外，为了防止切缘阳性，在达·芬奇对接之前，进行窄带观察，确认肿瘤的浸润范围，设定切除线。设定边缘后进行机器人对接。对接时，根据机型和切除部位的不同，方法也不同，因此对机型的理解和事先的模拟非常重要。基本上，达·芬奇在右腋窝的高度插入，

使用3只手臂，正中臂安装内镜，两侧臂安装手术钳，经口插入（**图1，图2**）。在患侧安装进行切除的刮刀，在健侧安装抓握组织的旋转钳。由于口腔内狭窄，术野的展开、手术钳之间的干扰、手术钳与周边组织的干扰等均成为问题，因此在器械设置时也需要熟练。器械设置是本手术的一个重要环节，但由于篇幅所限，本文不做详细说明。

图3为左中咽癌侧壁病例。握住切除组织，在咽收缩肌深部的颊咽筋膜的线上进行切除。另外，在进行TORS时，也可以事先进行颈部清扫术及滋养血管的处理。

日本TORS的现状

为了进行本手术，目前必须按照日本头颈外科学会规定的"耳鼻咽喉科、头颈外科机器人辅助手术实施流程"进行准备。详细内容请参考日本头颈外科学会的网页。只要满足设施和医生的资格标准，就可以开始接受后述的训练，教育项目分为机器设备操作方法培训和外科手术培训两部分。每个项目在**表1**中表示。关于设备操作方法的培训，包括在线培训、现场培训和基础课程。这些培训不仅限于头颈部区域，对使用达·芬奇机器人进行手术的人来说是必需的。

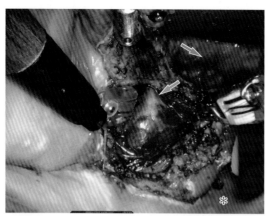

图3 控制台图像。显示了左中咽癌（侧壁）病例中的控制台术野。用旋转钳夹住组织，剥离咽部收缩肌外侧。
绿色箭头：舌根；*：软腭；蓝色箭头：颊咽筋膜

表1 TORS的教育计划

A　关于机器操作方法的培训
　①在线培训
　　·机械各部位的名称、操作相关的基础培训
　②现场培训
　　·设备管理、操作等相关的基础培训
　③基础课程
　　·实机操作练习
　　·使用猪的操作练习

B　外科手术相关的培训
　①病例参观学习（1例）
　②使用遗体的高级课程
　③（早期病例：招聘项目）

关于外科手术的培训，设有遗体的高级课程、病例参观以及招聘项目。高级课程是在藤田医科大学的协助下，在该大学的培训中心，利用遗体进行 TORS 实习的耳鼻咽喉科 / 头颈外科专科培训。由专业人员轮流进行指导培训。培训内容包括：TORS 相关课程、手术设置、利用捐献遗体进行中咽侧壁切除、中咽前壁切除、下咽切除、声门上切除等。

目前，上述培训已结束，各设施正在依次进行手术。开始后，为保证手术的安全进行，委员会针对手术适应证提出建议。有待于今后保险的纳入。

结语——TORS今后的发展

达·芬奇的最新机型为达·芬奇SP，于2018 年在美国销售，这是一款单通道式的手术辅助机器人，在直径为 2.5 cm 的筒内配备有摄像头和 3 把手术钳。钳子直径为 6 mm，可以像软镜一样进行自由度高的运动。因为尺寸比以往的达·芬奇要小，所以可以比较容易地接近下咽和声门部分，虽然目前在日本还未获得批准，但今后有望应用于 TORS。另外，目前除达·芬奇以外的手术辅助机器人也正在开发中，适合头颈部区域的手术辅助机器人的开发前景广阔。

参考文献

[1]Weinstein GS, O'Malley Jr BW. Magnuson JS, et al. Transoral robotic surgery: a multicenter study to assess feasibility, safety, and surgical margins. Laryngoscope 122: 1701–1707, 2012.

[2]Fujiwara K, Fukuhara T, Kitano H, et al. Preliminary study of transoral robotic surgery for pharyngeal cancer in Japan. J Robot Surg 10: 11–17, 2016.

[3]藤原和典．頭頸部におけるロボット手術—頭頸部ロボット支援手術に関する教育プログラム．JOHNS 36: 1653–1655, 2020.

[4]日本頭頸部癌学会（編）．頭頸部癌診療ガイドライン，2018年版．金原出版，2017.

[5]National Comprehensive Cancer Network. NCCN Guidelines Version 3.2021 Head and Neck Cancers https://www.nccn.org/guidelines/guidelines-detail?category＝1&id＝1437（2021年8月18日閲覧）.

[6]日本頭頸部外科学会事務局頭頸部ロボット支援手術委員会．耳鼻咽喉科・頭頸部外科におけるロボット支援手術実施までのプロセス https://www.jshns.org/uploads/files/about/92732984e70bc4e5d9be586da0e5ba77.pdf（2021年8月18日閲覧）.

[7]Tateya I、Koh YW, Tsang RK, et al. Flexible next-generation robotic surgical system for transoral endoscopic hypopharyngectomy: A comparative preclinical study. Head Neck 40: 16–23, 2018.

CRT 后 10 年以上发生异时性下咽癌 1 例

菊池 大辅 [1]
田中 匡实
铃木 悠悟
野村 浩介
小田切 启之
落合 赖业
早坂 淳之介
光永 丰
冈村 乔之
渊之上 和弘
山下 聪
松井 启
渡边 健太 [2]
武田 英彦
布袋 屋修 [1]

摘要 ● 患者70余岁，男性。25年前对下咽右梨状窝的晚期癌实施了同步放化疗。之后，对食管癌、咽喉癌实施了ESD，1年进行2次上消化道内镜检查，进行随访。定期的上消化道内镜检查发现下咽左梨状窝的声门裂侧约10 mm大的发红区域。病变周围的背景黏膜呈白色混浊，可见迂曲扩张的血管。这被认为是放射治疗的影响。在活检中检测出鳞状细胞癌，在CT和超声检查中未发现转移，所以进行了ESD。ESD后的病理诊断为原位鳞状细胞癌（Squamous cell carcinomain situ），6 mm × 3 mm，ly0，v0，pHM0，pVM0。ESD后溃疡愈合迁延，治疗1年后中心仍残留肉芽样白苔伴有隆起型病变，未达到上皮化。进行了多次活检，但只有肉芽组织，未发现恶性征象。

关键词　咽部浅表癌　日本食管学会分类　图像增强内镜　内镜下黏膜剥离术　同步放化疗

[1] 虎の門病院消化器内科　〒105-8470 東京都港区虎ノ門 2 丁目 2-2
　　E-mail : dkiku1230@gmail.com
[2] 同 耳鼻咽喉科

引言

咽癌异时性癌的发病率很高，治疗后定期进行内镜观察非常重要。近年来，随着 NBI（narrow band imaging）和 BLI（blue laser imaging）等图像增强内镜（image enhancement endoscopy，IEE）的进步，经常发现咽部的小型磷状上皮癌（squamous cell carcinoma，SCC）。虽然目前在深度诊断方面还未达成共识，但近年来 IEE 放大观察中观察微细血管结构的方法和食管癌一样，正逐渐得到应用。另外，对咽癌也可以采用内镜下黏膜剥离术（endoscopic submucosal dissection，ESD）和内镜咽喉手术（endoscopic laryngopharyngeal surgery，ELPS）等微创经口肿瘤切除方法，预后良好。

放射治疗后的内镜随访虽然很重要，但由于放射线引起的炎症影响，血管结构难以判断。本文报告了 1 例以同步放化疗（chemoradiotherapy，CRT）下咽癌后的炎症为背景的异时性癌的上皮内癌。

病例

患　者：70 余岁，男性。

主　诉：无特殊主诉。

既往史：晚期咽癌（CRT 治疗），咽部浅表癌（ESD 治疗），食管浅表癌（ESD 治疗）。

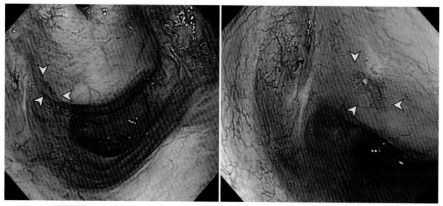

图1 常规内镜像（白光）

a 病变在左梨状窝的声门裂侧发现约10 mm大的发红区域（黄色箭头）。采用Valsalva法使喉头向上抬起，便于观察。

b 放大像。病变看起来是极小的凹陷（黄色箭头）。无明显的凹凸和隆起。

嗜好史：每天饮酒量为700 mL啤酒和250 mL葡萄酒（50年），25年吸烟史，15支/d，现在正在戒烟。

现病史：对右梨状窝的晚期癌施行了根治性CRT，达到CR（complete response），此后一直进行随访，无复发。确诊左梨状窝的下咽部浅表癌和食管浅表癌，采用ESD治疗。随访时的内镜检查，发现下咽左梨状窝、声门裂侧有约10 mm大的发红区域，在活检中检测出SCC。

常规内镜所见（白光，图1） 如上所述，在下咽左梨状窝的声门裂侧发现了约10 mm大的边界比较清晰的发红区域。通过Valsalva法使喉头向上抬起，从下咽观察到食管入口部。周围黏膜呈白色混浊，背景正常血管网走行无法观察到。另外，发现相对较少的迂曲扩张血管，与放射治疗的照射区域内的病变并不矛盾。

NBI联合放大内镜观察（图2） NBI观察发现病变呈现明显的棕色区（brownish area）。病变部位与周围相比血管密度上升。介于血管和血管之间的黏膜表面也呈现出棕色色调，发现扩张、迂曲、管径不同、形状不均匀，判断为食管学会分类 Type B 血管。随处可见襻状结构消失的血管，判断为 B2 血管（**图2b**）。未发现明显的 B3 血管。诊断为伴有黏膜下浸润的下咽部浅表癌。

碘染色内镜所见（图3） 在全身麻醉下将喉头抬高后碘染色，病变部位被认定为粉红色征象（pink color sign）阳性的不染区域。

病理组织学观察（图4，图5） 切除标本大小为 18 mm × 17 mm，内部有 8 mm × 7 mm大的不染区。组织学上核肿大被确认，但异型轻度。p53染色中呈基底部优势的区域性过度表达。癌的范围是 6 mm × 3 mm，病变止于上皮内，未侵犯脉管。水平切缘、垂直切缘均呈阴性。最终病理诊断为：SCC in situ，6 mm × 3 mm，ly0，v0，pHM0，pVM0。

ESD后经过（图6） ESD后2个月，溃疡愈合延迟，溃疡底部有厚厚的白苔残留。ESD后半年和1年的内镜检查也发现残留的肉芽样隆起（**图6e**），溃疡底部无瘢痕化。表面发现了管径不同、迂曲狭窄的扩张血管。在活检中未发现恶性征象。

讨论

食管癌的深度诊断，通常是根据内镜检查（白光）的凹凸、色调、蠕动和空气量引起的变形等情况进行的。除白光外，通过NBI和BLI等IEE配合放大内镜，观察病变内的微血管变化，可以进行深度诊断。而且，日本食管学会提出了简单的诊断标准，广泛应用

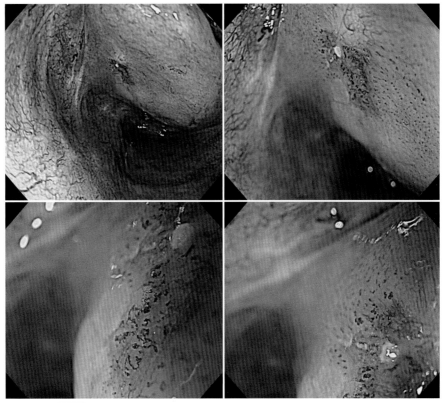

a	b
c	d

图2 NBI像

a 非放大像。病变被识别为brownish area。比白光像更容易被发现。

b 放大像。病变部中IPCL（intra-epithelial papillary capillary loop）增生，血管密度上升。血管伴有：①扩张；②迂曲；③管径不同；④形状不均匀等四征，判断为Type B血管。另外，随处可见襻状结构消失的血管，判定为B2血管。

c、d 放大像。

于日常诊疗。通过超声内镜检查（endoscopic ultrasonography，EUS）来诊断层结构的方法也在日常诊疗中使用，但这种情况并不一定是普遍的。目前，正在进行验证其有效性的多中心共同的前瞻性研究（JCOG 1604），今后还有待于其结果。

咽部有软骨和淋巴滤泡等的挤压，比起解剖学上凹凸的存在，白光观察时的凹凸和增厚等有时很难判定。另外，由于附近有声带和气管，因此难以实施EUS，所以，IEE放大观察可以用于客观的深度诊断。作者等提出了将白光观察和IEE放大观察的观察结果相结合的深度诊断（**图7**）。在白光观察中，显示0-Ⅰ型那样呈隆起型病变，以及具有B3血管那样有

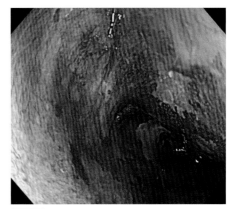

图3 碘染色像。病变部被认定为pink color sign阳性的不染区。周围也随处可见淡染像

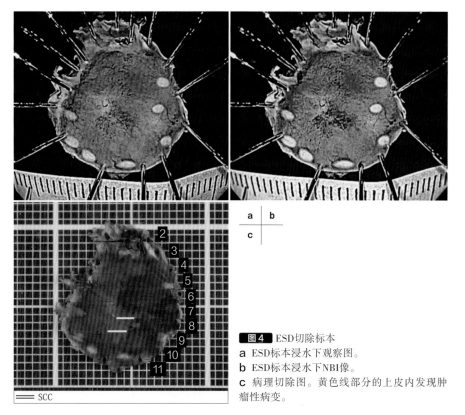

图4 ESD切除标本
a ESD标本浸水下观察图。
b ESD标本浸水下NBI像。
c 病理切除图。黄色线部分的上皮内发现肿瘤性病变。

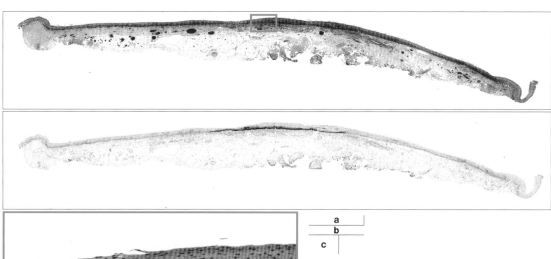

图5 病理组织像
a 图4c的切片8的放大像。与周围的边界稍微不明确，轻度异型，但被认为存在核肿大。
b p53染色。基底部优势的p53区域性过度表达。
c a的绿框部放大像。诊断为细胞异型弱局限于上皮内的磷状上皮癌。水平切缘、垂直切缘均为阴性，最终病理诊断为：SCC in situ，6 mm×3 mm，ly0，v0，pHM0，pVM0。

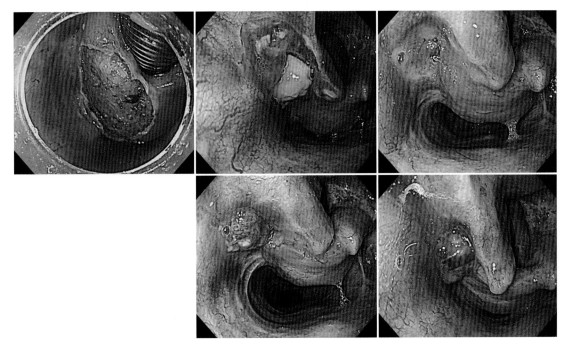

<table>
<tr><td>a</td><td>b</td><td>c</td></tr>
<tr><td colspan="2">d</td><td>e</td></tr>
</table>

图6 ESD后溃疡的经过

a ESD之后。

b ESD施行6周后。溃疡中央残留着厚厚的白苔。

c ESD施行4个月后。溃疡虽然有缩小的倾向，但是覆盖着浅白苔，不能完全的瘢痕化。

d ESD施行7个月后。病变部位出现表面比较平滑的发红状隆起。活检结果只有肉芽组织。

e ESD施行1年后。和上次一样，ESD治疗部位出现了隆起型病变。活检没有发现恶性征象，只有肉芽组织。

扩张血管的病变可以诊断为高度黏膜下层浸润癌（subepithelial，SEP）。另外，0-Ⅱb型的平坦型病变，只有B1血管的病变被诊断为上皮内癌（carcinoma in situ，CIS）。B2血管基本上是SEP的结果，特别是当B2血管的出现部位与0-Ⅱa型的隆起部位一致时，诊断为高度浸润。这次病例在病变内发现了B2血管，术前深度诊断为SEP。但是，术后病理诊断为CIS，考虑到放射治疗等炎症可能与血管异型有关。关于咽部浅表癌壁浸润深度与转移风险的关联性，至今仍有争议。日本有关于咽部浅表癌经口切除术的淋巴结转移复发和异时性癌风险的多例报告，今后关于上皮下浸润的程度或者肿瘤厚度（tumor thickness）和淋巴结转移的风险的关联性还待于积极试验的结果。

这次的病例ESD后溃疡的愈合非常延迟。

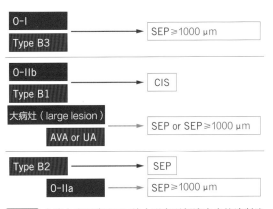

图7 本院白光观察和IEE放大观察咽部浅表癌的诊断流程

（菊池大輔，他．咽頭腫瘍性病変の内視鏡診断．胃と腸55：472-481, 2020より）転載）

而且，肉芽组织被认定为隆起，进行了高频率的内镜检查，并进行了活检。病理组织学上没有发现恶性征象，认为是放射治疗后的影响。在咽癌的根治性放射治疗后，出现溃疡愈合延迟、瘘管、脓肿形成等报告，考虑到放射治疗后对于异时性癌也要慎重进行 ESD。

结语

这次经历了放射治疗 25 年后的异时性发生的下咽部浅表癌。病变内的血管为伸长的非环状（non loop）血管，在食管学会分类中判断为 B2 血管，诊断为下咽癌，伴有上皮下浸润。虽然通过 ESD 切除了，但病理学上是 CIS，这表明，以炎症为背景的肿瘤很难判定异型血管。另外，ESD 后溃疡愈合延迟，因此对于放疗后异时性癌的 ESD 应慎重进行。

参考文献

[1]Muto M, Minashi K, Yano T, et al. Early detection of superficial squamous cell carcinoma in the head and neck region and esophagus by narrow band imaging: a multicenter randomized controlled trial. J Clin Oncol 28: 1566–1572, 2010.

[2]Kikuchi D, Iizuka T, Yamada A, et al. Utility of magnifying endoscopy with narrow band imaging in determining the invasion depth of superficial pharyngeal cancer. Head Neck 37: 846–850, 2015.

[3]Katada C, Okamoto T, Ichinoe M, et al. Prediction of lymph-node metastasis and lymphatic invasion of superficial pharyngeal cancer on narrow band imaging with magnifying endoscopy. Auris Nasus Larynx 47: 128–134, 2020.

[4]Oyama T, Inoue H, Arima M, et al. Prediction of the invasion depth of superficial squamous cell carcinoma based on micro-vessel morphology: magnifying endoscopic classification of the Japan Esophageal Society. Esophagus 14: 105–112, 2017.

[5]Iizuka T, Kikuchi D, Suzuki Y, et al. Clinical relevance of endoscopic treatment for superficial pharyngeal cancer: feasibility of techniques corresponding to each location and long-term outcomes. Gastrointest Endosc 93: 818–827, 2021.

[6]Kikuchi D, Tanaka M, Suzuki Y, et al. Utility of Valsalva maneuver in the endoscopic pharyngeal observation. Esophagus 17: 323–329, 2020.

[7]菊池大輔，田中匡実，飯塚敏郎，他．咽頭腫瘍性病変の内視鏡診断．胃と腸 55: 472–481, 2020.

[8]Katada C, Muto M, Fujii S, et al. Transoral surgery for superficial head and neck cancer: National Multi-Center Survey in Japan. Cancer Med 10: 3848–3861, 2021.

[9]楢谷一郎，嘉田真平，石川征司，他．下咽頭癌放射線治療後のサルベージESD術後約4週間で発症した咽後・縦隔膿瘍例．耳鼻展望 53: 456–457, 2010.

Summary

Metachronous Superficial Pharyngeal Carcinoma Detected More than 10 years after CRT

Daisuke Kikuchi[1], Masami Tanaka, Yugo Suzuki, Kosuke Nomura, Hiroyuki Odagiri, Yorinari Ochiai, Junnosuke Hayasaka, Yutaka Mitsunaga, Takayuki Okamura, Kazuhiro Fuchinoue, Satoshi Yamashita, Akira Matsui, Kenta Watanabe[2], Hidehiko Takeda, Shu Hoteya[1]

The patient was a man in his 70s. Twenty-five years ago, he underwent chemoradiotherapy for advanced cancer of the right pyriform sinus of the hypopharynx. This was followed by ESD (endoscopic submucosal dissection) for esophageal cancer and pharyngeal cancer and then upper gastrointestinal endoscopy twice a year for follow-up.

A reddish area approximately 10mm in size was detected in the left pyriform sinus of the hypopharynx. Irregular microvessels without loop formation were detected, which were classified as B2 vessels according to the Japan Esophageal Society's classification. Biopsy revealed squamous cell carcinoma, and computed tomography and ultrasound showed no lymph node or distant metastases. Our final diagnosis was superficial pharyngeal carcinoma with subepithelial invasion. ESD was performed under general anesthesia, and the lesion was resected en bloc. The pathological result after ESD was squamous cell carcinoma in situ, 6×3mm, ly0, v0, margin negative. Healing of the ulcer after ESD was prolonged. One year after the treatment, a raised lesion with granulomatous white moss remained in the center; however, epithelialization did not occur.

[1]Department of Gastroenterology, Toranomon Hospital, Tokyo.

[2]Department of Otolaryngology, Toranomon Hospital, Tokyo.

短时间内快速增长的微小 0-Ⅱb 型咽部浅表癌 1 例

卜部 佑司 [1-2]

上田 勉 [3]

冈志 郎 [4]

水野 纯一

山本 纪子

福原 基允

下原 康嗣

筑家 伸幸 [3]

桧山 雄一 [4]

滨本 隆夫 [3]

有荖 光司 [5]

岛本 文雄 [6]

竹野 幸夫 [3]

田中 信治 [2]

摘要●患者70余岁，男性。在咽癌和食管癌治疗后的检查中，发现中咽后壁有5 mm大的表面平坦型病变。半年后EGD显示肿瘤增大，决定住院治疗，在发现11个月后进行了ELPS切除。通过ELPS时的内镜观察，肿瘤增大到15 mm，在中心部位发现了深凹陷，考虑有浸润肌层的可能性，包括肌层的一部分在内，用ELPS一并切除。病理组织学结果表明，肿瘤浸润至黏膜下层深层，部分浸润横纹肌。这是一例在较短时间内快速增长的咽癌，被认为是非常罕见的病例。

关键词　咽部浅表癌　黏膜下层浸润癌　ELPS　IPCL　碘不染

[1] 広島大学病院未来医療センター　〒734-8551 広島市南区霞 1 丁目 2-3
　　E-mail：beyan13@hiroshima-u.ac.jp
[2] 同 内視鏡診療科
[3] 同 耳鼻咽喉科・頭頸部外科
[4] 同 消化器・代謝内科
[5] 同 病理診断科
[6] 広島修道大学健康科学部

引言

近年来，随着窄带光观察等图像增强技术的进步，在头颈区域发现早期肿瘤的机会越来越多。特别是中下咽癌，和食管癌一样，饮酒和吸烟都是危险因素，因此，多在食管癌和头颈癌治疗后的随访中发现。但是，被发现的咽部肿瘤中直径5 mm以下的微小病变也很多，对这种病变的治疗适应症尚未确立。因为这是1 例在短期内快速增长的咽部浅表癌，所以进行报告。

病例

患　者：70余岁，男性。

主　诉：无。

家族史：哥哥患食管癌，急性心肌梗死。

既往史: X 年 9 月，对磷状上皮癌(squamous cell carcinoma，SCC；T1N0M0)进行肿瘤切除术及右上颈部清扫术。

X+3 年 5 月，对磷状上皮癌的左颌下腺淋巴结复发实施左颈部清扫术。

X+3 年 10 月，因深静脉血栓留置下腔静脉过滤器。

X+4 年 12 月至 X+15 年 8 月期间，对食管浅表癌实施内镜下黏膜剥离术（endoscopic submucosal dissection，ESD）共 6 次。病理组织学表现为：pT1a-EP，ly0，v0（5 个病变）；pT1a-LPM，ly0，v0（1 个病变）。

X+8 年 8 月，对陈旧性心肌梗死进行冠状动脉搭桥手术。

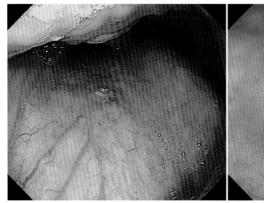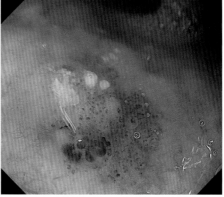

图1 X+18年6月的EGD像

a 常规内镜像。在中咽后壁发现直径5 mm大的发红的表面平坦型病变。

b NBI放大像。该病变呈JES-SCC Type B1血管。

生活史：吸烟 20 支 /d × 40 年，每天喝啤酒 350 mL，烧酒 90 mL，无面部潮红反应。

现病史：X+6 年 9 月食管浅表癌治疗时，被指出下咽右梨状窝有直径 10 mm 大的表面平坦型病变（0-Ⅱb 型），11 月接受内镜下黏膜切除术（endoscopic mucosal resection，EMR）一次性切除［病理组织学检查：原位鳞状细胞癌（SCC in situ）］。

X+9 年 3 月的上消化道内镜检查（esophagogastroduodenoscopy，EGD）中，在右梨状窝发现直径为10 mm大的0-Ⅱb型病变，通过ESD一次性切除（病理组织学检查：SCC in situ）。

X+16 年 5 月的 EGD 中，诊断从下咽到食管入口部有 3 cm 大的溃疡性病变，活检诊断为 SCC，经过详细检查诊断为 cT4bN0M0，Stage Ⅳ。实施了 3 个疗程的 TPF 疗法（多西他赛 75 mg/m² + 顺铂 75 mg/m² + 氟尿嘧啶 750 mg/m²），完全缓解。

之后，在 X+18 年 6 月的 EGD 中，中咽后壁发现直径 5 mm 大的 0-Ⅱb 型病变。半年后 12 月 EGD 中发现肿瘤增大，因此原定进行治疗，但由于患者自身情况和新型冠状病毒感染（COVID-19）也有感染扩大的影响，X+19 年 5 月以经口咽切除［内镜咽喉手术（endoscopic laryngopharyngeal surgery，ELPS）］为目的住院治疗。

现症：身高 173 cm，体重 55.4 kg。血压 139/79 mmHg，脉搏 76 次 /min，呼吸次数 16 次 /min。SpO_2 99%（room air）。眼睑结膜无苍白，胸部、腹部、四肢查体无须特别记载的事项。

血液检查结果：血细胞计数，生化检查无须特别记载的异常结果。PT（prothrombin time）时间 13.5 s，PT 活性度 78%，SCC 为 1.9 ng/mL，轻度上升。

胸腹部 CT 观察（X+18 年 12 月） 下咽部无复发迹象。中咽部不能发现病变。无可疑淋巴结转移和其他脏器转移的迹象。

EGD（X+18 年 6 月） 中咽后壁发现直径为 5 mm 的发红 0-Ⅱb 型病变（**图1a**）。在该部的 NBI 放大观察中，发现 IPCL（intraepithelial papillary capillary loop）的扩张、迂曲、管径不同、形状不均匀等襻状异常血管，但未发现明显的环形结构（loop）消失（**图1b**）。

EGD（X+18 年 12 月） 发现 0-Ⅱb 型病变增大了（**图2a**），但 IPCL 的形态没有变化（**图2b**）。

ELPS（X+19 年 5 月） 该病变直径增大到 15 mm，在肿瘤中心发现深凹陷，在凹陷周围有反应性隆起（**图3a、b**）。在 NBI（narrow

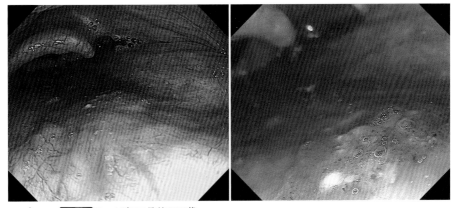

a | b

图2 X + 18年12月的EGD像

a 常规内镜像。中咽后壁的病变与上次内镜像相比，有增大的倾向。

b NBI放大像。在同一病变的放大观察中，呈JES-SCC Type B1血管，与上次相比无变化。

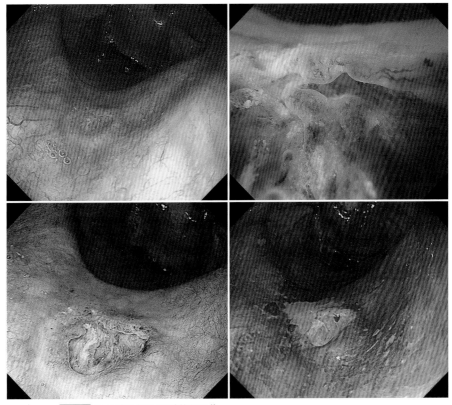

a	b
c	d

图3 X+19年5月ELPS时的EGD像

a 常规内镜像。中咽后壁的病变直径增大到15 mm，内部发现了深度凹陷。

b NBI放大像（弱放大）。以凹陷面为主体，brownish area延展至正中肛侧。

c NBI放大像（强放大）。在凹陷面上发现稀疏的缺乏loop的IPCL。

d 碘染色像。以凹陷面为主体，直到正中肛侧的平坦部为止，均为碘不染区。

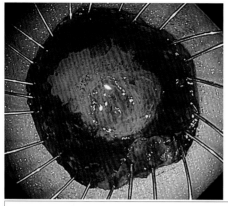

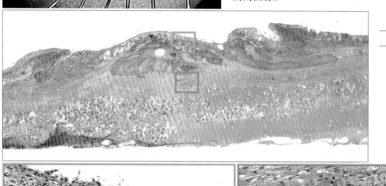

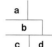

图4 切除标本的肉眼像和病理组织像

a 切除标本的碘染色像。肿瘤直径为15 mm×10 mm。切除标本直径为30 mm×30 mm。

b 最深部切片的HE染色弱放大像。肿瘤浸润至上皮下层，部分发现浸润到肌层。

c 表层（b的蓝框部）的强放大像。发现了呈角化倾向的大小不同的肿瘤细胞，也发现了角化珠。

d 浸润最深处（b的绿框部）的强放大像。确认了滴状浸润的图像。

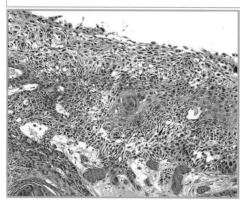

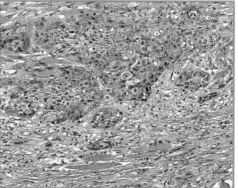

band imaging）的放大观察中，凹陷部的IPCL的loop消失（**图3c**），在下咽侧，发现类似loop状的异常血管0-Ⅱb型扩大（**图3b**）。碘染色将病变描绘为不染区，pink color sign阳性（**图3d**）。综上所述，确诊为咽部磷状上皮癌0-Ⅲ+0-Ⅱb型黏膜下层浸润癌，考虑到部分肌层浸润的可能性，包括肌层上层在内，通过ELPS将肿瘤一并切除。

病理组织学的所见 切除标本直径为30 mm×30 mm，肿瘤直径为15 mm×10 mm（**图4a**）。表层呈角化倾向，呈扁平状，发现大小不同的肿瘤细胞（**图4b**），部分发现了角化珠（**图4c**）。肿瘤浸润至黏膜下层深层，部分发现浸润到横纹肌（**图4d**）。淋巴管侵袭，静脉侵袭，但未发现神经周围浸润。在p16免疫组织化学染色中，阳性细胞不足1%。

术后经过 X+19年6月的PET-CT（positron emission tomography with computed tomography）显示，右肺野有疑似从下咽部癌转移性肺癌的病变，7月切除右下叶。后来，由于气管瘘和脓胸，进食困难，实行胃造瘘术转院了。

讨论

微小的咽部病变在 EGD 时经常被发现。在门诊 3000 例检查中，93 例发现直径达 2 mm 的微小咽部病变，通过活检或内镜治疗病理诊断的 79 例病变中，5 例病变为高度异型增生，39 例病变报告为轻度异型增生。

在我们对实施 ESD 的咽部肿瘤病例的研究中，高度异型增生和上皮内癌的中位数直径为 8 mm，而轻度异型增生的中位数直径为 4 mm，肿瘤直径有显著差异，肿瘤直径与肿瘤的恶性度有关。报告显示，咽部肿瘤平均每年增加 4 mm 左右，直径超过 5 mm 的咽部肿瘤被认为是内镜治疗的适应证。

另外，Tateya 等根据食管癌处理规约，将病例分为 0-Ⅰ型、0-Ⅱa型、0-Ⅱb型、0-Ⅱc型、0-Ⅲ型、0-Ⅱ型的所有病例，报告显示，在 0-Ⅱa型约 50% 的病例中，已确认浸润至上皮下层或肌层。另外，Kikuchi 等根据日本食管学会分类（JES-SCC）将 IPCL 分类为 B1～3，研究浸润深度后，仅发现 B1 血管的病例中约 80% 为上皮内癌，但发现 B2 血管的病例中 78% 为上皮下癌，报告显示 B3 血管的病例 100% 为上皮下浸润。因此，对于发现隆起型和 JES-SCC Type B2 血管的病例应迅速进行内镜切除。

关于咽部病变的切除方法，如果是直径达 2 mm 的微小病变，大部分的病例可以通过钳子活检进行完全切除。但是，肿瘤直径较大的病变需要 ESD 和 ELPS 等内镜切除。内镜切除具有良好的治疗效果，而且并发症发生率也较低，所以可以作为治疗咽部浅表癌的首选。

本病例经观察急速增长，但由于肉眼型为 0-Ⅱb型，未观察到 JES-SCC Type B2 血管，所以这是一个难以预测急速增长的病例。咽部浅表癌常合并其他大的并发症，因为必须在手术室治疗，所以治疗容易变成等待性的。此外，在内镜室的 EGD 中，因为是像食管的区域那样不能涂碘，利用 pink sign 进行 SCC 的内镜诊断也很困难，需要结合活检、病理诊断等方法来辨别恶性程度高的病变，对于高度恶性病变，要考虑尽快治疗。

结语

此次，经治了一例快速增长的微小 0-Ⅱb型咽部浅表癌的病例。虽然在浅表癌阶段，咽癌的发展比较缓慢，但也有像本病例一样急速增长的情况。肿瘤直径快速增大的病例，病期可能会迅速发展，因此在正确评估病变质量的基础上，迅速实施内镜治疗是非常重要的。

参考文献

[1]上田勉，卜部祐司. 経口的咽喉頭手術（内視鏡診療科との連携）. 日耳鼻会報 121: 861–868, 2018.

[2]Urabe Y, Kagemoto K, Nakamura K, et al. Construction of a risk model for the development of metachronous squamous cell carcinoma after endoscopic resection of esophageal squamous cell carcinoma. Esophagus 16: 141–146, 2019.

[3]Kumamoto T, Sentani K, Oka S, et al. Clinicopathological features of minute pharyngeal lesions diagnosed by narrow-band imaging endoscopy and biopsy. World J Gastroenterol 18: 6468–6474, 2012.

[4]Kuwabara T, Hiyama T, Oka S, et al. Clinical features of pharyngeal intraepithelial neoplasias and outcomes of treatment by endoscopic submucosal dissection. Gastrointest Endosc 76: 1095–1103, 2012.

[5]飯塚敏郎，菊池大輔，田中匡実，他. 表在型咽頭癌が形態変化を来す要因. 胃と腸 52: 1674–1683, 2017.

[6]Tateya I, Morita S, Muto M, et al. Magnifying endoscope with NBI to predict the depth of invasion in laryngo-pharyngeal cancer. Laryngoscope 125: 1124–1129, 2015.

[7]Kikuchi D, Iizuka T, Yamada A, et al. Utility of magnifying endoscopy with narrow band imaging in determining the invasion depth of superficial pharyngeal cancer. Head Neck 37: 846–850, 2015.

[8]Kumamoto T, Sentani K, Oka S, et al. Clinicopathologic characteristics and management of minute esophageal lesions diagnosed by narrow-band imaging endoscopy. Endosc Int Open 4: E927–932, 2016.

[9]Katada C, Muto M, Fujii S, et al. Transoral surgery for superficial head and neck cancer: National Multi-Center Survey in Japan. Cancer Med 10: 3848–3861, 2021.

Summary

Rapid Progression of Superficial Pharyngeal Carcinoma of the Oropharynx, Report of a Case

Yuji Urabe[1,2], Tsutomu Ueda[3],
Shiro Oka[4], Junichi Mizuno,
Noriko Yamamoto, Motomitsu Fukuhara,
Yasutsugu Shimohara, Nobuyuki Chikuie[3],
Yuichi Hiyama[4], Takao Hamamoto[3],
Koji Arihiro[5], Fumio Shimamoto[6],
Sachio Takeno[3], Shinji Tanaka[2]

We describe the case of a man in his 70s with a history of pharyngeal and esophageal carcinoma found to have a 5mm diameter 0–IIb tumor in the oropharynx during surveillance esophagogastroduodenoscopy. After 11 months, the tumor was seen to have grown to 15mm in diameter with an area of depression at the center of the tumor. The tumor was resected by endoscopic laryngopharyngeal surgery and diagnosed as T2 (infiltration into the muscular layer) with no vessel involvement. This case of rapidly progressive superficial pharyngeal carcinoma is considered rare.

[1]Division of Regeneration and Medicine Center for Translational and Clinical Research, Hiroshima University Hospital, Hiroshima, Japan.

[2]Department of Endoscopy, Hiroshima University Hospital, Hiroshima, Japan.

[3]Department of Otorhinolaryngology, Head and Neck Surgery, Hiroshima University Hospital, Hiroshima, Japan.

[4]Department of Gastroenterology and Metabolism, Hiroshima University Hospital, Hiroshima, Japan.

[5]Departments of Anatomical Pathology, Hiroshima University Hospital, Hiroshima, Japan.

[6]The Faculty of Health Sciences, Hiroshima Shudo University, Hiroshima, Japan.

短期内急速增大的咽部浅表癌的病例

前田 有纪 [1]
门马 久美子 [2-3]
饭冢 敏郎 [2]
堀口 慎一郎 [4]

摘要●患者60余岁，男性。Barrett食管浅表癌进行内镜治疗后，定期实施上消化道内镜检查。Barrett食管浅表癌治疗7年后，在中咽右侧壁发现了带有2 mm左右白色附着物的淡淡的棕色区。在发现咽部病变6个月后的内镜检查中，NBI观察显示茶色色调稍明显，但尺寸和形态没有明显变化。发现咽部病变1年3个月后，尺寸增大，病变迅速变成了有厚度的发红的平坦隆起。实施了经口切除术，切除组织为浸润至黏膜下层的病灶厚度300 μm的磷状上皮癌。

关键词　鳞状上皮癌　咽癌　咽部浅表癌　棕色区　急速增大

[1] 静冈县立静冈がんセンター内视镜科　〒411-8777 静冈县骏东郡长泉町下长窪 1007　E-mail : yuk.maeda@scchr.jp
[2] がん・感染症センター都立驹込病院内视镜科
[3] 早期胃癌检诊协会
[4] がん・感染症センター都立驹込病院病理科

引言

随着 NBI（narrow band imaging）等并用图像增强功能的放大内镜的普及，发现中咽部微小浅表病变的机会增加了。咽喉区域的治疗中，即使是小病变也需要全身麻醉，所以在决定治疗方案时必须慎重。虽然有很多报告指出小于5 mm 的小咽部病变的增大非常缓慢，但也有相对快速增大的病例。作者在定期的内镜检查中发现了咽部病变的出现，在观察等待时病变急速增大，需要进行经口切除术，特此报告。

病例

患　者：60余岁，男性。

主　诉：无。

既往史：糖尿病、Barrett 食管浅表癌内镜

治疗后。

生活史：吸烟20 支/d×33 年。饮酒量约100 g/d×50 年。无酒精冲洗反应。

家庭史：无特殊。

身体状况：无特殊。

现病史　X-7 年（发现咽部病变的7年前），进行了 Barrett 食管浅表癌的内镜切除。治疗后定期进行内镜检查。

X-1 年之前的内镜检查　未发现咽部病变，即使指出病变后回顾过去的内镜图像进行确认，也难以识别病变（**图1**）。

X 年内镜检查　常规观察中，中咽右侧壁上有白色附着物（**图2a**）。NBI 观察显示，白色调为强调的淡淡的 BA（brownish area），肛侧伴随着轻微的隆起（**图2b**）。

X+0.5 年内镜检查　病变的大小没有变

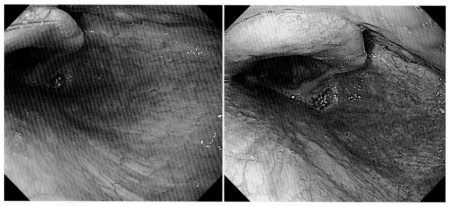

| a | b |

图1 X-1年内镜像
a 白光像。中咽右壁不能指出病变。
b NBI像。也不能指出病变。

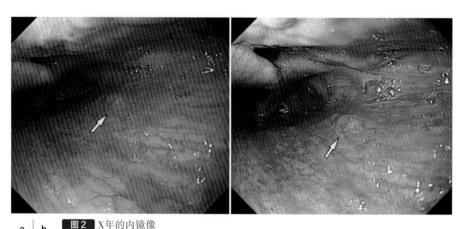

| a | b |

图2 X年的内镜像
a 白光像。中咽右侧壁发现有白色附着物（黄色箭头）。
b NBI像。白色调是被强调的淡淡的BA，肛侧有轻微的隆起（黄色箭头）。

化，但是内部白色附着物缩小了（**图3a、c**）。近距离观察，作为带有白色附着物的BA被观察到，内部血管增生不明显，边缘部分隆起（**图3b、d**）。

X+1.25年内镜检查 范围明显增大，病变厚度增加，形态发生变化，为发红的平坦隆起（**图4a～c**）。病变表面有白色附着物，表层血管几乎观察不到（**图4d**）。诊断为中咽右侧壁，5 mm，0-Ⅱa型，黏膜下层浸润癌。

病理组织学观察 切除标本在中央观察到5 mm×4 mm大的凹凸（**图5a**）。病理诊断为鳞状细胞癌（squamous cell carcinoma），5 mm×4 mm，expansive downgrowth（+），tumor thickness 300 μm，ly0，v0，margin（−）。在病理组织学上，可以看到磷状上皮癌全层性紧密增殖，向下延伸呈花蕾状突起表现，在上皮下间质中是以淋巴细胞为主体的炎症细胞浸润显著的组织（**图5b**）。导管内进展也得到认可。未发现脉管侵犯，水平切缘和垂直切缘均呈阴性。病变切除后至今已9.5年，无复发，正在随访中。

讨论

咽部浅表癌多被视为BA，不过，呈现BA的病变除了癌以外还有异型上皮、基底细胞过度增生、乳头瘤、炎性改变、淋巴滤泡、血管

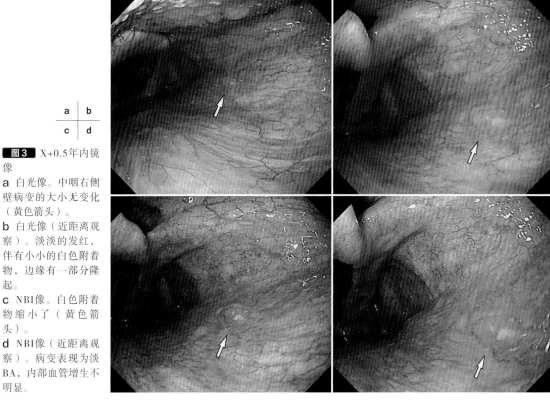

a	b
c	d

图3 X+0.5年内镜像

a 白光像。中咽右侧壁病变的大小无变化（黄色箭头）。

b 白光像（近距离观察）。淡淡的发红，伴有小小的白色附着物，边缘有一部分隆起。

c NBI像。白色附着物缩小了（黄色箭头）。

d NBI像（近距离观察）。病变表现为淡BA，内部血管增生不明显。

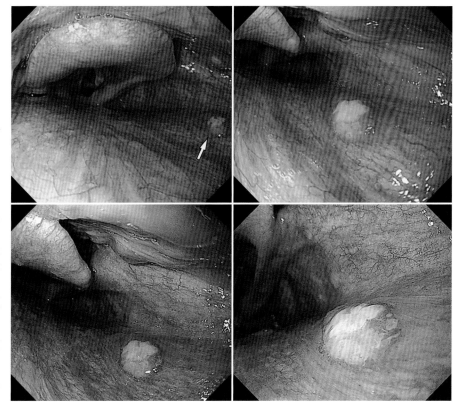

a	b
c	d

图4 X+1.25年内镜像

a 白光像。变成了远景也能清楚识别的发红隆起（黄色箭头）。

b 白光像。显示表面附着白色的发红隆起。

c NBI像。病变的大部分覆盖着白色的附着物。

d NBI像（近距离观察）。在没有附着物的边缘隆起部分，可以看到微小的点状血管。

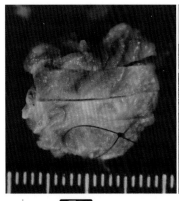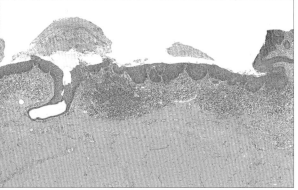

图5

a | b

a 切除标本。16 mm×9 mm×7 mm的切除标本。在标本中央看到5 mm×4 mm大的凹凸不平。
b 病理组织像。上皮下间质具有淋巴细胞为主的炎症细胞浸润，可见肿瘤浸润到上皮下的图像。

畸形等，自然过程各不相同。在研究小于5 mm的小病变时发现，未活检的咽BA经过随访，多数病变发展缓慢，缺乏增大倾向。如果以未活检的小病变为对象，推测可能包括低异型度异型上皮等非癌病变。因此，对于小于5 mm的小病变，通过内镜诊断为非癌病变时，应以观察随访为基础。

另外，在研究仅限于被活检病理组织学诊断为癌的咽部小病变的随访病例时，报告显示病变增大的比例较高。对于即使很小但也怀疑是癌的病变，要缩短随访间隔，注意有无增大倾向、色调变化以及病变内有无凹凸。这些作为典型的咽癌的内镜表现，相当于日本食管学会分类的Type B1的点状扩张的血管增生，背景的色调变化（background coloration）也大多是明确的。

与此相对，本病例从病变发现之初，病变表面经常有白色附着物，通过内镜检查很难观察血管像和表面结构，表现为边缘部分有隆起的形态。另外，经过近距离观察，BA内部未发现血管增生，呈现出与一般的咽癌不同的状态。由于没有发现或随访时的活检，所以不能从病理组织学的角度予以证实，但如果病变在不改变表面结构的情况下开始增大，则可分为：①开始为基底层型上皮内癌，增大为全层型癌。

或者，②发现时是异型上皮，但增大时变成了上皮内癌。可以考虑这两种可能性。

根据本病例的病理组织学结果，黏膜下的间质中以淋巴细胞为主体的炎症细胞浸润明显，内镜观察中也常有白色附着物，因此推测，炎症有可能对病变形态的变化产生了某种影响，无法确认能够提及隆起形态和增大速度的要素。咽部小病变的增大多为缓慢的，对于非典型内镜病变，如本病例，需要更加慎重地观察病程。

结语

小于5 mm的咽部小病变的增大通常是非常缓慢的，但怀疑是癌的很小的病变增大的概率比较高，所以要关注大小、色调和形态的变化，并在短时间内观察病程。其中也有像本病例一样呈现急速增大的非典型内镜表现的病例，因此存在特征性的征象时需要慎重观察。

参考文献
[1]Muto M, Minashi K, Yano T, et al. Early detection of superficial squamous cell carcinoma in the head and neck region and esophagus by narrow band imaging: a multicenter randomized controlled trial. J Clin Oncol 28: 1566–1572, 2010.
[2]Nakamura H, Yano T, Fujii S, et al. Natural history of superficial head and neck squamous cell carcinoma under scheduled follow-up endoscopic observation with narrow band imaging: retrospective cohort study. BMC Cancer 16: 743,

2016.

[3]飯塚敏郎，菊池大輔，田中匡実，他　表在型咽頭癌が形態変化を来す要因．胃と腸　52: 1674–1683, 2017.

[4]松浦倫子，石原立，鼻岡昇，他．咽頭brownish areaの鑑別診断と取扱い．胃と腸　52: 1685–1694, 2017.

[5]前田有紀，門馬久美子，飯塚敏郎，他．何mmから気をつける？　咽喉頭・食道brownish area．消内視鏡　32: 1864–1867, 2020.

Summary

A Case of Superficial Pharyngeal Carcinoma which Rapidly Enlarged in a Limited Period of Time

Yuki Maeda[1], Kumiko Momma[2,3],
Toshiro Iizuka[2], Shinichiro Horiguchi[4]

The patient was a male in his 60s who had been undergoing regular upper gastrointestinal endoscopy after endoscopic treatment for superficial Barrett's esophageal cancer. Seven years after the treatment, a pale brownish area approximately 2mm in size was found on the right wall of the oropharynx. Six months after the pharyngeal lesion was identified, no significant change in size or shape was observed on endoscopy although the brownish color was slightly more obvious on narrow-band imaging examination. One year and three months after the pharyngeal lesion was identified, the lesion became enlarged, and its shape changed abruptly to a flattened elevated lesion with a thick surface. The lesion was excised with an oral resection. Pathological results showed that the lesion was a 300-μm thick squamous cell carcinoma invading the subepithelial layer.

[1]Division of Endoscopy, Shizuoka Cancer Center, Shizuoka, Japan.

[2]Department of Endoscopy, Tokyo Metropolitan Cancer and Infectious Disease Center Komagome Hospital, Tokyo.

[3]Foundation for Detection of Early Gastric Carcinoma, Tokyo.

[4]Department of Pathology, Tokyo Metropolitan Cancer and Infectious Disease Center Komagome Hospital, Tokyo.

难以与淋巴滤泡顶部发生的癌鉴别的 下咽 MALT 淋巴瘤 1 例

竹内 学 [1]

加藤 卓 [2]

高纲 将史 [3]

味冈 洋一 [2]

寺井 崇二 [3]

摘要 ● 患者，70余岁，男性。就近医院EGD检查，发现左梨状窝处有12 mm大的隆起型病变，通过活检被诊断为癌，在该科实施了ESD。病理组织学显示，黏膜下层主体有伴随淋巴滤泡的小型、致密的淋巴细胞浸润，以弥漫性CD20阳性的B细胞为主体，上皮破坏像和上皮钉脚不规则延伸。确认了浸润淋巴细胞IgH基因的单克隆重组，最终诊断为MALT淋巴瘤。虽然在下咽区域发生的MALT淋巴瘤极为罕见，但作为与淋巴滤泡的鉴别点，其大小在10 mm以上，隆起的上升是外翻或相对陡峭的，brownish area的区域比淋巴滤泡更大，其边界相对清晰，血管的直径不均匀但血管扩张，排列紊乱。另外，与癌的鉴别是不存在呈典型的癌症四特征的乳头内血管，但不能只依赖活检诊断，还需要对内镜图像进行详细评估，包括重新活检进行诊断。

关键词　咽喉　MALT 淋巴瘤　咽癌　NBI　ESD

[1] 長岡赤十字病院消化器内科　〒940-2085 長岡市千秋 2 丁目 297-1
　　E-mail：yasuzuka2000@yahoo.co.jp
[2] 新潟大学大学院医歯学総合研究科分子・診断病理学分野
[3] 同 消化器内科学分野

引言

　　在消化道中，内镜医生遇到的 MALT（mucosa-associated lymphoid tissue）淋巴瘤以胃最多，其次是直肠。这些内镜特征迄今已被充分研究过，并被广泛周知。近年来，通过上消化道内镜检查（esophagogastroduodenoscopy，EGD）在插入和拔出时对咽喉区域进行详细的观察，头颈浅表癌的发生率明显增加了。此次，作者报告了与淋巴滤泡乃至淋巴滤泡上发生的咽部浅表癌难以鉴别的极为罕见的下咽 MALT 淋巴瘤的 1 例。

病例

　　患　者：70 余岁，男性。

　　主　诉：无特殊。

　　既往史：70 岁时行胆管炎手术。

　　家庭史：无特殊。

　　嗜好史：饮酒为机会饮酒，吸烟30支/天（约30 年），现在戒烟中。

　　现病史：X 年，就近医院定期的 EGD 中发现下咽部隆起型病变，活检诊断为鳞状上皮癌（squamous cell carcinoma，SCC），以详细检查、进一步治疗为目的，被介绍到我科接受治疗。

　　住院时查体：身高 163 cm，体重 52 kg，

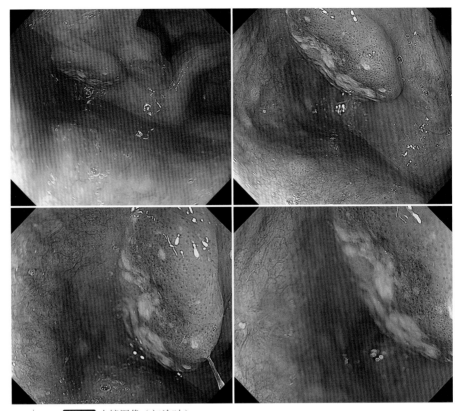

图1 内镜图像（初诊时）

a 常规内镜像。在左梨状窝处发现直径为12 mm大的轻度发红隆起型病变。隆起的开始部分呈与外部相反的上升状态，表面散见白点。

b NBI像。只有顶部呈茶褐色区域（BA）。

c NBI放大像。隆起表面的边界比较清晰，可见密度高的轻度扩张血管和白色渗出物。

d 在隆起口侧部，虽然是很小的区域，但也发现了带有轻微直径不同的不规则血管。

BMI 20，无贫血、黄疸，浅表淋巴结不明显。

住院检查结果：包括肿瘤标志物在内无异常。

内镜所见（初诊时） 左梨状窝处发现直径为12 mm大的轻度发红隆起型病变。隆起的开始部分呈与外部相反的上升状态，表面散见白点（**图1a**）。在NBI（narrow band imaging）观察中，只有顶部呈茶褐色区域（brownish areea，BA）（**图1b**），在近距离图像中，隆起表面的边界比较清晰，确认有密度高的轻度扩张血管和白色渗出物（**图1c**）。在隆起口侧部，虽然是很小的区域，但也发现了带有轻微直径不同的不规则血管（**图1d**）。

虽然很难与淋巴滤泡进行鉴别，虽然是浅BA，但有一部分发现了区域性的不规则血管的情况，并且在前医生活检SCC的诊断的基础上，诊断为下咽部浅表癌。但是，表面点状的白色渗出物，伴随着隆起的凹陷上升，而且仅在表面的一小部分发现了不规则血管，由此判断隆起的主体为淋巴滤泡，判断在其表层的一部分存在上皮内癌。

颈部超声和CT未发现淋巴结转移，在向本人及家属充分说明后，在全身麻醉下实施了内镜下黏膜剥离术（endoscopic submucosal dissection，ESD）。

内镜所见（ESD时） 在5个月后的常

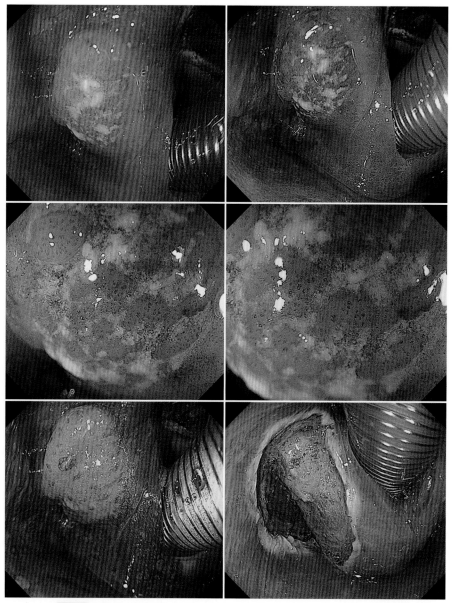

a	b
c	d
e	f

图2 内镜像（ESD时）

a 通常内镜像。这是5个月后的普通内镜像。凹陷消失，显示出陡峭的上升。

b NBI像。隆起部分BA的程度变得清晰，其范围也比上次扩大了。

c、d NBI放大像。有点状白色渗出物残留，在部分区域发现排列不整齐的扩张的乳头内血管，但和上次一样，直径差异不大。

e 碘染色像。呈现清晰的不染区。

f ESD将病变全部切除。

规内镜观察中发现，病变大小基本不变，但隆起变得陡峭（图2a）。通过NBI观察，隆起部的BA程度变得清晰，范围也比上次扩大了（图2b）。NBI扩大观察中，点状白色渗出物残留，部分区域发现了排列不整齐的扩张的乳头内血管，但和上次一样，发现直径不一致（图2c、d）。碘染色呈现清晰的不染区（图2e），通过ESD将病变一并切除（图2f）。

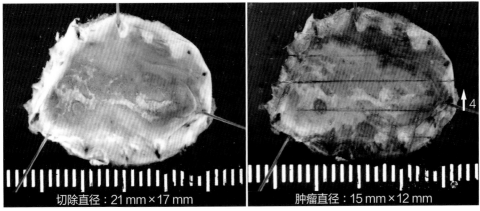

切除直径：21 mm × 17 mm

肿瘤直径：15 mm × 12 mm

a	b

图3 切除标本固定图像

a 肉眼像。切除直径为21 mm × 17 mm，隆起部呈褐色，表面发现有渗出物附着。

b 碘染色像。与内镜像一样，在隆起部发现不染区。切片4的白色箭头一侧的病理组织像如图4所示。

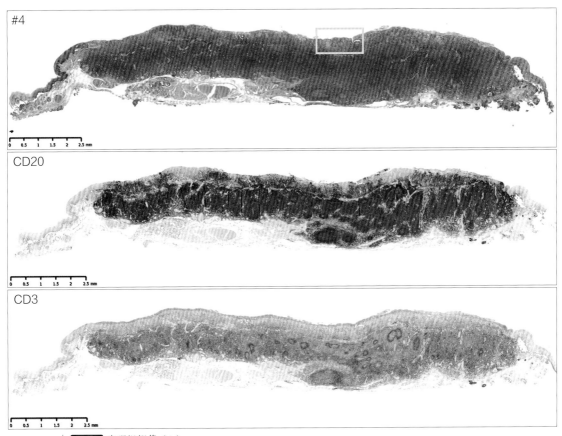

#4

CD20

CD3

a
b
c

图4 病理组织像（1）

a 切片4的放大像。上皮下层主体存在小型淋巴细胞的密集浸润，也存在于上皮内浸润的部位。

b、c 浸润淋巴细胞的大部分为CD20阳性的B细胞（b），CD3阳性T细胞仅有少量（c）。

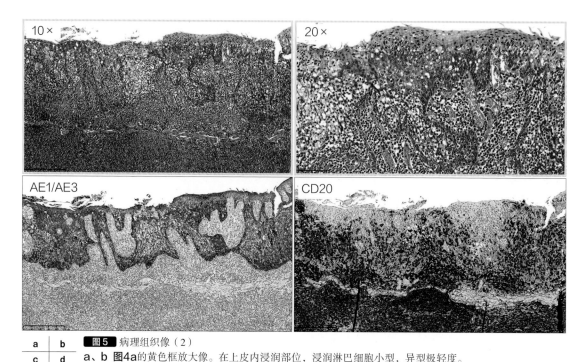

a	b
c	d

图5 病理组织像（2）

a、b 图4a的黄色框放大像。在上皮内浸润部位，浸润淋巴细胞小型，异型极轻度。
c AE1/AE3免疫组织化学染色像。淋巴细胞浸润导致上皮破坏，上皮钉脚不规则延长。
d CD20免疫组织化学染色像。与上皮下层一样，上皮内浸润淋巴细胞的大部分是B细胞。

切除标本固定图像 切除直径为21 mm×17 mm，隆起部呈褐色，表面发现有渗出物附着（**图3a**）。碘染色时与内镜像一样，在隆起部发现不染区，如**图3b**那样划线，进行病理学评估。

病理组织学观察 切片4的放大图像中，观察到黏膜下层主体伴有淋巴滤泡的小型淋巴细胞的密集浸润，也有上皮内浸润的部位（**图4a**）。浸润淋巴细胞的大部分是CD20阳性的B细胞，仅有少量CD3阳性的T细胞（**图4b、c**）。在上皮内浸润部位（**图4a**的黄框部扩大像），浸润淋巴细胞为小型，异型极其轻度（**图5a、b**）。在AE1/AE3免疫组织化学染色中，确认了因淋巴细胞浸润而造成的上皮破坏，和上皮钉脚不规则延长（**图5c**），与上皮下层一样，上皮内浸润的淋巴细胞大部分为B细胞（**图5d**）。确认浸润后的淋巴细胞IgH（免疫球蛋白重链）基因的单克隆重组，最终诊断为MALT淋巴瘤。

肿瘤为切缘阴性的完全切除，全身检查结果为局限于下咽的Stage Ⅰ，因此未进行进一步治疗，目前仍在随访中，未发现复发。

讨论

MALT淋巴瘤是1983年由Isaacson等提出的由淋巴滤泡边缘区域（marginal zone）发生的MALT源性低恶性度B细胞性淋巴瘤，一般认为在消化道、肺、甲状腺、唾液腺、泪腺等处发生。消化道MALT淋巴瘤的好发部位绝大多数位于胃，其次在直肠。另外，头颈部区域原发的节外性淋巴瘤，60% ~ 70%发生在由鼻咽部腺样体、咽鼓管扁桃体、腭扁桃体、舌扁桃体等构成的环形排列的淋巴组织Waldeyer咽淋巴环上。大多数为DLBCL（diffuse large B-cell lymphoma），MALT淋巴瘤极为罕见。据报道，咽部原发的恶性淋巴瘤发现时临床分期多已进展，很多情况下以咽痛或咽部不适感为主，常被误诊为感冒、扁桃炎等，考虑病变保持伸展性，初期不易出现声音嘶哑和吞咽功能障碍等。根据检索，仅限于下咽的 MALT 淋巴瘤报告只有 2 例，故认为本病例是极为罕见的病例。

关于治疗方案，由于病例很少，至今还很有争议。然而，针对 41 例 I 期和 II 期 MALT 淋巴瘤放射线治疗的有效性，以及对 I 期下咽部 MALT 淋巴瘤进行喉直镜下切除并报告后良好的情况，表明通过 ESD 进行完全切除可能成为治疗选择之一。另外，也有报道称，在对头颈部区域的 MALT 淋巴瘤进行局部治疗的 36 例中，15 例（41.7%）发现复发，对于进一步药物疗法需要慎重判断。

在内镜诊断中，如本例所示，在梨状窝处发现小的黏膜下肿瘤（submucosal tumor，SMT）时，淋巴滤泡是最好的鉴别方法。淋巴滤泡的特征是 10 mm 以下的穹隆状隆起，由于上皮的菲薄化，NBI 观察时顶部呈 BA，在 NBI 放大观察中，不存在直径不同、扩张的血管，排列稀疏，比较容易鉴别。另外，顶部的白色渗出物也是其特征。本病例类似于淋巴滤泡，但其不同之处在于其大小在 10 mm 以上，隆起的抬高是外翻或相对陡峭，BA 的区域大于淋巴滤泡，其边界较为清晰，血管没有直径不同，但血管扩张，排列紊乱。咽部 MALT 淋巴瘤的 NBI 放大观察报告仅为 1 例，被认为是从底部延伸出来的乳头内血管的间隔扩大了，虽然血管扩张不明显，但与本病例类似，存在血管排列紊乱。病理组织像中的小型淋巴细胞在上皮内浸润，使上皮菲薄化，乳头被破坏，与此同时，伴随着乳头内血管扩张呈现不规则排列可能是咽部 MALT 淋巴瘤的特征性 NBI 表现。另外，在病理学上，淋巴滤泡的上皮内也可以看到淋巴细胞浸润，淋巴滤泡和 MALT 淋巴瘤的血管表现的差异可能与浸润淋巴细胞的有无异型有关。

本病例最初是以就近医院活检病理诊断为癌症为基础，诊断为淋巴滤泡上发生的咽部浅表癌，但根据 retrospective 的评估，未发现典型的癌症四特征，特别是缺乏直径不同的血管表现，不能只依赖活检诊断，还有必要对内镜图像进行详细评估，包括重新活检在内进行探讨。

结语

经治了极为罕见的下咽 MALT 淋巴瘤病例，今后需要继续积累病例，并研究其内镜特征及治疗方案。

参考文献

[1]田中健大，冈崎伦子，吉野正．リンパ增殖性疾患に对する免疫组织化学染色．胃と肠 52: 1031-1039, 2017.

[2]Katada C, Tanabe S, Koizumi W, et al. Narrow band imaging for detecting superficial squamous cell carcinoma of the head and neck in patients with esophageal squamous cell carcinoma. Endoscopy 42: 185-190, 2010.

[3]Isaacson P, Wright DH. Malignant lymphoma of mucosa-associated lymphoid tissue. A distinctive type of B-cell lymphoma. Cancer 52: 1410-1416, 1983.

[4]Zinzani PL, Magagnoli M, Galieni P, et al. Nongastrointestinal low-grade mucosa-associated lymphoid tissue lymphoma: analysis of 75 patients. J Clin Oncol 17: 1254, 1999.

[5]Menárguez J, Mollejo M, Carrión R, et al. Waldeyer ring lymphomas. A clinicopathological study of 79 cases. Histopathology 24: 13-22, 1994.

[6]堀越昇，川端一嘉．恶性リンパ肿．化学疗法を中心に．堀内淳一，大川智彦（编）．头颈部肿瘤の放射线治疗．金原出版，pp 291-298, 1993.

[7]兵行义，和田秀穂，粟饭原辉人，他．头颈部恶性リンパ肿100例の临床的检讨．耳鼻临床 98: 323-328, 2005.

[8]关伸彦，山崎德和，野村一顕，他．下咽头に发生した MALTリンパ肿の1例．耳鼻・头颈外科 85: 1085-1088, 2013.

[9]津山直子．咽头のMALTリンパ肿．胃と肠 49: 818-819, 2014.

[10]Yamashita H, Nakagawa K, Asari T, et al. Radiotherapy for 41 patients with stages I and II MALT lymphoma: a retrospective study. Radiother Oncol 87: 412-417, 2008.

[11]Wenzel C, Fiebiger W, Dieckmann K, et al. Extranodal marginal zone B-cell lymphoma of mucosa-associated lymphoid tissue of the head and neck area: high rate of disease recurrence following local therapy. Cancer 97: 2236-2241, 2003.

[12]松浦伦子，石原立，鼻冈昇，他．咽头brownish areaの鉴别诊断と取扱い．胃と肠 52: 1685-1694, 2017.

Summary

MALT Lymphoma of the Hypopharynx Disguised as a Possible Carcinoma, Report of a Case

Manabu Takeuchi[1], Takashi Kato[2], Masafumi Takatsuna[3], Yoichi Ajioka[2], Shuji Terai[3]

A man in his 70s underwent conventional endoscopy as a part of his annual evaluation during which a reddish elevated lesion, approximately 12mm in size, was found at the left piriform sinus. Histopathological analysis of the biopsy specimen revealed squamous cell carcinoma in situ and ESD (endoscopic submucosal dissection) was performed. The lesion was predominantly subepithelial, and the resected specimen displayed dense infiltration of small lymphoid cells along with diffuse positivity for CD20 immunostaining. The infiltrative tumor cells showed IgH monoclonality and a definitive diagnosis of MALT (mucosa−associated lymphoid tissue) lymphoma was made. MALT lymphoma of the hypopharynx is an extremely rare condition, and it is important to differentiate it from the lymph follicle. In particular, characteristics such as size of >10 mm, steep sides of the tumor, size of the brownish tissue being larger than or distinct from that of the lymph follicles, and irregular arrangement of intra papillary capillary loop with weak caliber change may be important differentiating factors.

[1]Department of Gastroenterology, Nagaoka Red Cross Hospital, Nagaoka, Japan.

[2]Division of Molecular and Diagnostic Pathology, Niigata University, Graduate school of Medical and Dental Sciences, Niigata, Japan.

[3]Department of Gastroenterology, Niigata University, Graduate School of Medical and Dental Sciences, Niigata, Japan.

早期胃癌研讨会病例

早期开始治疗的胃原发 Burkitt 淋巴瘤 1 例

青柳 裕之[1]　　　海崎 泰治[2]　　　宇都宫 真奈美[1]

有冢 敦史　　　　竹田 康人　　　内藤 庆英

田中 彰浩　　　　藤永 晴夫　　　砂子阪 肇

波佐谷 兼庆　　　辰巳 靖　　　　森永 浩次[3]

早期胃癌研究会病例（2017 年 11 月度）

[1] 福井县立病院消化器内科

　〒910-8526 福井市四ツ井 2 丁目 8-1

　E-mail：hiroyukiaoyagimd@gmail.com

2）同 病理诊断科

3）同 血液·肿瘤内科

摘要● 患者，70 余岁，女性。以剑突下疼痛为主诉来本院就诊。EGD 发现胃体上部后壁小弯侧有 50 mm 左右的发红隆起型病变，顶部有凹陷，并伴有凹凸不平。在 NBI 联合放大内镜检查中，发现凹陷内部有类似于 VEC pattern 的形态，确认了类似分化型早期胃癌的结论。9 天后病变增大，溃疡也加深了。病变边缘部未见表面微结构，仅发现血管扩张。通过包括免疫组织化学染色的活检病理诊断及基因检测，诊断为 Burkitt 淋巴瘤，并进行化疗。过了 3 年零 10 个月，患者现在还活着。考虑到这是胃原发 Burkitt 淋巴瘤早期进行治疗的罕见病例，因此进行了报告。

■ 关键词 ■ 胃原发 Burkitt 淋巴瘤　早期治疗介入　内镜诊断　星空征（starry sky apearance）

引言

Burkitt 淋巴瘤被认为是超高恶性度的恶性淋巴瘤，治疗迟缓是致命的，而 B 细胞性淋巴瘤是可以治愈的。诊断以特征性的病理组织学结论为基础，综合进行包括 *MYC* 基因的基因检测。由于病情进展迅速，确诊后必须立即进行治疗强度高的化疗。这次，是通过内镜、病理学以及基因检测早期诊断疾病并开始治疗的胃原发 Burkitt 淋巴瘤的 1 例经验报告。

病例

患　者：70 余岁，女性。

主　诉：剑突下痛。

既往史：2 型糖尿病。

家族史：姐姐患有慢性丙型肝炎，肝细胞癌。

嗜好史：不饮酒，不吸烟。

现病史：发现剑突下疼痛，经上消化道内镜检查（esophagogastroduodenoscopy，EGD）发现病变，所以被介绍到本院就诊。

住院时现症：无特殊。

临床化验结果（表 1）　血糖值 141mg/dL，HbA1c 6.3%，发现患有糖尿病。肿瘤标志物 CA19-9 49 U/mL，轻度上升。抗 *H.pylori*（*Helicobacter pylori*）-IgG 抗体低于 3 U/mL。sIL-2R 为正常值。

首次 EGD 所见　胃体上部后壁小弯侧发现了约 50 mm 的红色隆起型病变（**图 1a**）。病变内有 40 mm 左右的浅凹陷。凹陷内部凹凸不平，有糜烂，有纤维蛋白附着。另外，在肛

表1 临床化验结果

血常规		生化学			
WBC	4600/μL	TP	7.6 g/dL	Cre	0.71 mg/dL
Neut	58.9%	Alb	4.7 g/dL	UA	4.3 mg/dL
Lymph	33%	T-Bil	1.7 mg/dL	Na	143.3 mEq/L
Mono	6.1%	AST	19 U/L	K	4.21 mEq/L
Eosino	1.8%	ALT	13 U/L	Cl	106 mEq/L
Baso	0.2%	ALP	153 U/L	免疫学的检查	
RBC	525×10^4/μL	γ-GTP	15 U/L	CRP	0 mg/dL
Hb	15.5 g/dL	LDH	185 U/L	血清 H. pylori 抗体	<3 U/mL
Ht	46.3%	FBS	141 mg/dL	肿瘤标志物	
Plts	15.5×10^4/μL	HbA1c	6.3%	CEA	3.3 ng/mL
		BUN	11 mg/dL	CA19-9	49 U/mL
				sIL-2R	416 U/mL

侧发现了浅溃疡（**图1b**）。胃体上部病变是指在胃体中部小弯正常黏膜处发现的发红颗粒状黏膜病变（**图1c**）。用靛胭脂染色病变的隆起部，发红颗粒状黏膜变得清晰。此外，肛侧的溃疡性病变也很明显（**图1d**）。

NBI（narrow band imaging）联合放大内镜所见 在胃体上部后壁小弯侧的隆起部口侧比正常胃底腺黏膜稍凹陷的部位，发现了 DL（demarcation line）。在其肛侧，MCE（marginal crypt epithelium）的宽度比较整齐，但是 MCE 的形状、分布以及排列都存在不均匀的表面微结构，因此诊断 MS（microsurface）pattern 为 irregular。另外，在病变口侧内陷处，表面微结构上发现了大小不同的类似 VEC（vessels within epithelial circle）pattern 的形态。窝间部上皮下微血管形状、分布、排列也不均匀，MV（microvascular）pattern 诊断为不规则的（irregular）（**图2a、b**）。在病变肛侧溃疡形成的周围，可以部分看到宽度较窄的 MCE，但不能全部看到，所以诊断表面微结构缺失（absent）。MV pattern 因形状、分布、排列不均匀而诊断为 irregular（**图2c、d**）。

胃 X 线造影所见（首次 EGD 检查 8 天后） 在仰卧位双重造影轻度第一斜位像中，

胃体上部后壁小弯侧隆起型病变的肛侧发现了皱襞中断。病变内发现了淡淡的钡斑和边缘不规则的浅凹陷。周围发现大小不等的类圆形颗粒状黏膜（**图3a**）。在半立位第二斜位，发现胃体中部小弯有大小不一的小颗粒状隆起成簇的 10 mm 左右的病变（**图3b**）。

9 天后实施的 EGD 发现 胃体上部后壁小弯侧的病变厚度增加，溃疡也变深变大（**图4a**）。在 NBI 联合放大内镜观察中，发现病变边缘没有表面微结构，且未出现血管伸展不规则的现象（**图4b、c**）。

颈部～骨盆部增强 CT 所见 胃底部～胃体部未见明显的壁肥厚。未发现胃周围淋巴结肿大、纵隔淋巴结以及主动脉旁淋巴结肿大。未发现疑似腹部脏器转移。

PET-CT（positron emission tomography with computed tomography）所见 胃体上部小弯可见 SUVmax7.1 的局限性 FDG（fluorodeoxyglucose）聚集。未发现胃病变以外可疑的异常堆积。

活检组织病理学所见 黏膜固有层有中型 N/C 比例极高的异型淋巴细胞弥漫性增殖（**图5a、b**）。吞噬核片的巨噬细胞散在性存在（starry sky appearance，**图5b** 的黄色箭头）。在 VEC

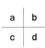

图1 首次EGD所见

a 通常内镜像。胃体上部后壁约50 mm，发现发红中心伴有溃疡隆起型病变。病变上附着着糜烂沉淀的纤维。

b 通常内镜像。胃体上部后壁小弯侧发现相同病变。肛侧有浅的溃疡性病变。

c 常规内镜像。胃体中部小弯正常黏膜发现发红颗粒状黏膜病变。

d 靛胭脂染色像。通过靛胭脂色素染色病变的隆起部，发红颗粒状黏膜变得清晰，此外，肛侧的溃疡性病变也很明显。

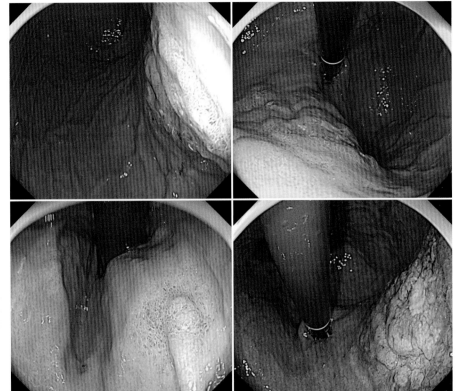

图2 NBI联合放大内镜像

a、b a的常规内镜像。b是a的黄色框部NBI放大像。在胃体上部后壁小弯侧的病变口侧，MCE的宽度比较整齐，但是观察到MCE的形状、分布以及排列存在不均匀的表面微结构，因此诊断MS pattern为irregular，MV pattern为irregular。

c、d c的常规内镜像。d是c的绿框部NBI放大像。在病变肛侧溃疡形成的周围可以看到宽度较窄的MCE，但整体上看不出来，表面微结构诊断为absent。MV pattern因形状、分布，排列不均匀，诊断为irregular。

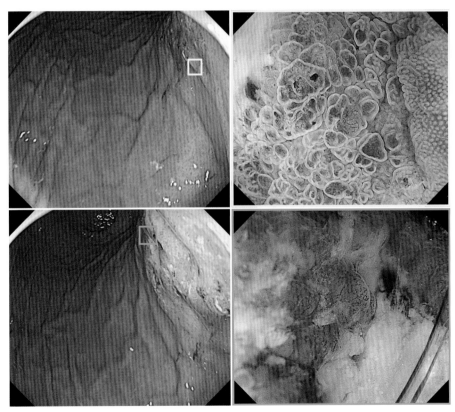

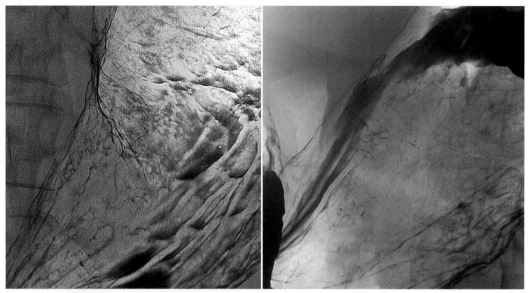

<table>
<tr><td>a</td><td>b</td></tr>
</table>

图3 胃X线造影像（首次EGD检查后8天）

a 仰卧位双重造影轻度第一斜位像。在胃体上部后壁小弯侧的隆起型病变的肛侧发现了皱襞中断。病变内发现了淡淡的钡斑和边缘不规则的浅凹陷。周围发现大小不等的类圆形颗粒状黏膜。

b 半立位第二斜位像。发现胃体中部小弯有大小不一的小颗粒状隆起成簇的10 mm左右的病变。

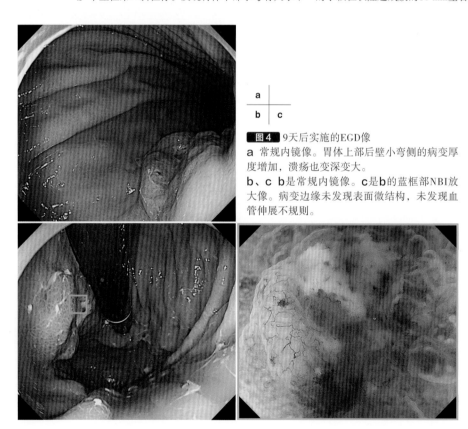

<table>
<tr><td>a</td><td></td></tr>
<tr><td>b</td><td>c</td></tr>
</table>

图4 9天后实施的EGD像

a 常规内镜像。胃体上部后壁小弯侧的病变厚度增加，溃疡也变深变大。

b、c b是常规内镜像。c是b的蓝框部NBI放大像。病变边缘未发现表面微结构，未发现血管伸展不规则。

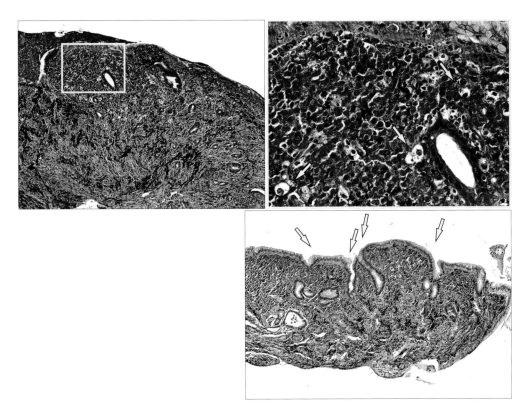

图5 活检标本的病理组织像（HE染色）

a b
c

a 弱放大像。黏膜固有层中腺管结构相对保持的部位和伴有中～大型细胞浸润的部位。
b 强放大像（a的黄框部）。黏膜固有层内有中～大型且N/C比极高的异型淋巴细胞的弥漫性增殖。吞噬核片的巨噬细胞散在性存在（starry sky appearance，黄色箭头）。
c 放大镜像。黏膜固有层内细胞高度增殖，窝间部突出（黄色箭头）。

pattern 类似病变部位的活检标本中，黏膜固有层内的细胞高度增殖，窝间部突出（**图5c** 的黄色箭头）。免疫组织化学染色显示肿瘤细胞为 CD20（L26）（＋），CD3（－），CD10（＋），bcl-2（－），BCL6（＋），CD5（－），MUM1（－），cytokeratin（－），EBER-ISH（Epstein-Barr virus-encoded mRNA insitu hybridization）（－），MIB-1 index 90% 以上，B 细胞性淋巴瘤被强烈怀疑是 Burkitt 淋巴瘤（**图6**）。

IgH／*C-MYC*［FISH（fluorescence in situ hybridization）］所见 100 个细胞中，融合信号为 2.0%（**图7**）。

临床经过 根据以上所见，诊断为 Burkitt 淋巴瘤，Lugano 国际会议分类 stage Ⅰ，开始 R-hyper CVAD（rituximab hyper-fractionated cyclophosphamide, vincristine, doxorubicin and dexamethasone）疗法。由于出现了由长春新碱引起的麻痹性梗阻和中性粒细胞减少期的败血症性休克等严重并发症，所以改为 DA-EPOCH-R（dose-adjusted etoposide, doxorubicin, cyclophosphamide, vincristine, prednisone and rituximab）疗法，重新开始了治疗。在该治疗中，因为在中性粒细胞减少期反复出现发热性中性粒细胞减少症（febrile neutropenia，FN），所以判断该治疗难以继续，在 3 个疗程后结束了治疗。另外，为了预防中枢神经浸润，进行了 2 次甲氨蝶呤注髓治疗。DA-EPOCH-R 疗法 1 个疗程结束后，发现胃窦部疼痛强烈，因此施行了 EGD。只有胃体上部的一部分和胃底部，以及胃窦部存在正常胃

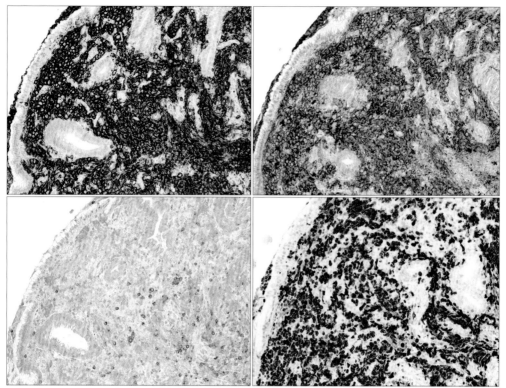

図6 活检标本的免疫组织化学染色像
a L26阳性。
b CD10阳性。
c bcl-2阴性。
d MIB-1 90%以上。

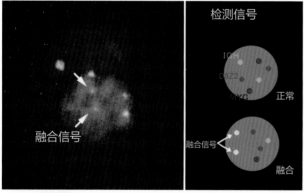

图7 IgH / C-MYC（FISH）像。100个细胞中，融合信号为2.0%

黏膜。以胃体部为中心，出现全周性黏膜、黏膜下层脱落，露出肌层（图8）。治疗结束后，溃疡性病变得到了改善，但由于胃部整体狭窄，多次出现食物通过障碍引起的呕吐现象，所以反复进行了内镜下胃狭窄扩张术。由于患者的胃穹隆部和胃体上部的一部分，以及胃窦部的伸展状况良好，所以患者的胃呈哑铃型，治疗结束后3年零10个月以上，未发现复发。

讨论

消化道原发恶性淋巴瘤在消化道原发恶性肿瘤中占1%～8%，比较罕见，但在非Hodgkin淋巴瘤中占5%～20%，在节外性淋巴瘤中占30%～40%，是一种重要疾病。Burkitt淋巴瘤好发于儿童，在成人中占所有恶性淋巴瘤的1%～2%，是极为罕见的疾病。Burkitt淋巴瘤有很多节外发生的病例，在儿童中占80%，在成人中占59%。临床上，因远端回肠、胃、盲肠、肾、卵巢等发生的巨大腹部肿瘤而就诊的病例很多，有时以肠梗阻和消化道穿孔为契机发病，也有通过紧急的外科切除而被诊断的。在病程中，对骨髓和中枢神经的浸润率较高，其他恶性淋巴瘤治疗中使用的CHOP（环磷酰胺、阿霉素、长春新碱和泼尼松）疗法的长期生存率在10%以下，预后极差，治疗需要多药联合的强力化疗。

根据楢原等表示，日本的胃原发Burkitt淋巴瘤，截至2015年为止有21例病例报告。内镜所见丰富多彩，但大部分呈深而大的溃疡型病变。比较早期的病变，有1例报告显示，在胃、十二指肠"中心稍微凹陷、发红的扁平隆起多发"。在作为胃恶性淋巴瘤的肉眼分类而使用的佐野的分类（浅表型、溃疡型、隆起型、溃块型、巨大皱襞型）中，这次的病例初诊时，因为是伴有塌陷的发红色调平坦隆起型病变，所以被分类为浅表型。9天后的观察表明，病变变厚，由于形成了很深的溃疡，所以被分类为溃疡型。短短9天，病变厚度急剧增加，形成了深溃疡，肿瘤的发育速度之快可见一斑。

迄今为止，NBI联合放大内镜对胃Burkitt淋巴瘤的诊断报告不被认可。在本病例中，病变顶部的凹陷边缘一致存在DL，发现MS和MV pattern的irregular与VEC pattern相似，仅通过NBI联合放大内镜观察难以与胃分化型腺癌区别开来。在胃分化型腺癌的情况下，肿瘤部的上皮下毛细血管网（subepithelial capillary network，SECN）pattern消失，存在形态、大小、

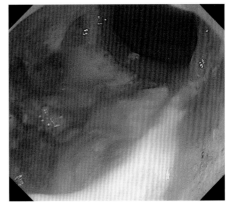

图8 DA R-EPOCH治疗1疗程结束后的EGD像。图像显示，以胃体部为中心，黏膜和黏膜下层全周性脱落，肌层暴露

排列不规则的微血管增生像，在irregular MV pattern和非癌部的irregular SECN pattern的边界形成DL。肿瘤部分由于腺管结构的异常、不均匀分布、表层肿瘤细胞大小不同，MCE的方向性和走行不规则，呈现出宽度和长度不固定的irregular MS pattern。另外，在由上皮包围的圆形突出的窝间部间质中存在血管的特征性发现，反映了肿瘤组织的乳头状发育，被称为VEC pattern。根据本病例（胃Burkitt淋巴瘤）的病理组织学分析，表现为不破坏黏膜固有层内的腺管的肿瘤细胞的立体融合性增殖，窝间部上皮无变化，凹间隆起，出现了类似VEC pattern的形态。随着这一变化，irregular MV pattern显示出黏膜固有层内血管的继发性扩张和伸展，推测是由于MCE的形状、分布以及排列的结构异常，而将其识别为irregular MS pattern。首次内镜仅仅9天后，肿瘤进一步增长，由于上皮的菲薄化和缺损，使首次的表面微结构发生了变化，变成了无结构。即使在病理组织学上具有完全不同结构的肿瘤，在第一次内镜检查显示出与分化型早期胃癌相似的NBI放大发现，但9天后，那个发现消失了，这一NBI放大发现有可能是胃原发Burkitt淋巴瘤的特征。

在Burkitt淋巴瘤的病理诊断中，以中型淋巴细胞的弥漫性且密集的增殖和多数的易感体

巨噬细胞（tingible body macrophage）（starry sky appearance）为特征。免疫组织化学染色方面，CD10、CD20、BCL6呈阳性，CD3、CD5、MUM1、BCL2呈阴性，淋巴瘤细胞大部分呈MIB-1阳性（MIB-1 index＞95%）。此外，*C-MYC*基因异常，可以综合诊断。像胃活检这样的小标本，在胃里常见的MALT（mucosa-associated lymphoid tissue）淋巴瘤和弥漫性大细胞型B细胞淋巴瘤（diffuse large B-cell lymphoma, DLBCL）的鉴别比较困难，但由于它们内镜下的表现不同，以及腺管破坏发现较少，有可能成为病理学鉴别的线索，因此需要在委托活检时记录。

本病例虽然通过早期发现、治疗而得以救治，但治疗后胃明显变形。Burkitt淋巴瘤的治疗，有R-hyper-CVDAD疗法、CALGB（cancer and leukemia Group B）10002（cyclophosphamide, prednisone, ifosfamide, methotrexate, leucovorin, vincristine, Ara-C, VP-16, dexamethasone and doxorubicin, Filgrastim, rituximab）疗法、CODOX-M/IVAC±R（cyclophosphamide, doxorubicin, vincristine, methotrexate/ ifosfamide, cytarabine, etoposide±rituximab）疗法、DA-EPOCH-R疗法等强化疗报道，近年来，日本血液学学会推荐modified CODOX-M/IVAC±R疗法或R-hyper-CVDA疗法作为首次治疗。这次实施了R-hyper-CVDAD疗法和DA-EPOCH-R疗法。由于R-hyper-CVDA疗法出现长春新碱引起的麻痹性梗阻和因中性粒细胞减少引起的败血症性休克等严重的并发症，仅治疗1个疗程结束后，改为DA-EPOCH-R疗法重新开始治疗。由于患者在该治疗中仍反复出现严重的FN症状，因此难以继续治疗，共计3个疗程后结束了治疗。为了治愈，希望尽早开始强有力的化疗，但是Burkitt淋巴瘤也会在老年人中发病，因此今后期待追加副作用小、有效率和耐受力高的化疗方案。另外，治疗后由于黏膜广泛脱落导致胃变形。由此可见，肿瘤细胞分布的范围可能比从胃黏膜观察到的病变范围更广泛。在治疗时，还需要考虑肿瘤的浸润范围。

结语

经治了早期即开始治疗的胃原发Burkitt淋巴瘤1例。目前，在怀疑患该疾病的情况下，需要尽早进行包括基因检测在内的综合诊断，与内镜医生、病理医生以及血液肿瘤内科医生的合作及信息共享十分重要。通过这次的病例，提示了胃原发Burkitt淋巴瘤早期阶段诊断的可能性。

参考文献

[1]森山一郎，鈴宮淳司，高橋勉，他．消化管原発aggressive lymphoma—その他のリンパ腫：Burkittリンパ腫 Burkittリンパ腫の診断と治療．胃と腸 49：759-767, 2014.

[2]Chihara D, Cheah CY, Westin JR, et al. Rituximab plus hyper-CVAD alternating with MTX/Ara-C in patients with newly diagnosed mantle cell lymphoma: 15-year follow-up of a phase II study from the MD Anderson Cancer Center. Br J Haematol 172: 80-88, 2016.

[3]Dunleavy K, Pittaluga S, Shovlin M, et al. Low-intensity therapy in adults with Burkitt's lymphoma. N Engl J Med 369: 1915-1925, 2013.

[4]Nakamura S, Matsumoto T. Gastrointestinal lymphoma: recent advances in diagnosis and treatment. Digestion 87: 182-188, 2013.

[5]中村昌太郎，松本主之．消化管悪性リンパ腫の診断と治療．Gastroenterol Endosc 56: 3599-3606, 2014.

[6]Nakamura S, Matsumoto T, Iida M, et al. Primary gastrointestinal lymphoma in Japan: a clinicopathologic analysis of 455 patients with special reference to its time trends. Cancer 97: 2462-2473, 2003.

[7]中村昌太郎，飯田三雄．消化管悪性リンパ腫の臨床．日消誌 98: 624-635, 2001.

[8]中村昌太郎，松本主之．消化管悪性リンパ腫：最近の話題．日消誌 114: 1933-1938, 2017.

[9]Leoncini K, Raphael M, Stein H, et al. Burkitt lymphoma. In Swerdlow SH, Campo E, Harris NL, et al（eds）, WHO Classification of Tumors of Haematopoietic and Lymphoid Tissues, 4th ed. IARC, Lyon, pp 262-264, 2008.

[10]石澤賢一，丸山大．バーキットリンパ腫（BL）．日本血液学会（編）．造血器診療ガイドライン2013年版．金原出版，pp 211-220, 2013.

[11]Boerma EG, van Imhoff GW, Appel IM, et al. Gender and age-related differences in Burkitt lymphoma-epidemiological and clinical data from the Netherlands. Eur J Cancer 40: 2781-2787, 2004.

[12]Boerma EG, van Imhoff GW, Appel IM, et al. Gender and age-related differences in Burkitt lymphoma-epidemiological and clinical data from The Netherlands. Eur J Cancer 40: 2781-2787, 2004.

[13]Gupta H, Davidoff AM, Pui CH, et al. Clinical implications

and surgical management of intussusception in pediatric patients with Burkitt lymphoma. J Pediatr Surg 42; 998–1001, 2007.

[14]谷脇雅史，横田昇平，黒田純也．造血器腫瘍アトラス，改訂第5版．日本医事新報社，pp 544–550, 2016.

[15]楢原克典，安部知見，勝又健次，他．長期生存している成人胃Burkittリンパ腫の1例．日臨外会誌 76: 2957–2964, 2015.

[16]森山一郎，鈴宮淳司，高橋勉，他．Burkittリンパ腫—診断と治療．Intestine 19: 285–291, 2015.

[17]佐野量造．胃疾患の臨床病理．医学書院，pp 260–267, 1974.

[18]八尾建史，松井敏幸，岩下明德．胃拡大内視鏡．日本メディカルセンター，2009.

[19]金倉譲（編）．臨床血液内科マニュアル．南江堂，p 21, 2014.

[20]中村直哉．消化管原発aggressive lymphoma—その他のリンパ腫：Burkittリンパ腫 Burkittリンパ腫の病理．胃と腸 49: 756–758, 2014.

[21]Rizeri DA, Johnson JL, Byrd JC, et al. Efficacy and toxicity of rituximab and brief duration, high intensity chemotherapy with filgrastim support for Burkitt or Burkitt–like leukemia/lymphoma: cancer and leukemia group B（Calgb）study 10002. Blood 116; 858, 2010.

[22]Evens AM, Carson KR, Kolesar J, et al. A multicenter phase II study incorporating high–dose rituximab and liposomal doxorubicin into the CODOX–M/IVAC regimen for untreated Burkitt's lymphoma. Ann Oncol 24; 3076–3081, 2013.

[23]日本血液学会（編）．造血器腫瘍診療ガイドライン 2018年版．金原出版，pp 255–259, 2018.

Summary

Successful Management of Primary Gastric Burkitt's Lymphoma Using Aggressive Chemotherapy in the Early Phase, Report of a Case

Hiroyuki Aoyagi[1], Yasuharu Kaizaki[2],
Manami Utsunomiya[1], Atsushi Arizuka,
Yasuhito Takeda, Yoshihide Naitoh,
Akihiro Tanaka, Haruo Fujinaga,
Hajime Sunagozaka, Kenkei Hasatani,
Sei Tatsumi, Kouji Morinaga[3]

We report a rare case of BL（Burkitt's lymphoma）of the stomach in a woman in her 70s that was successfully managed by early chemotherapeutic intervention. Esophagogastroduodenoscopy for epigastralgia in our patient revealed a 50mm flat elevated lesion with a shallow depression in the lesser curvature of the upper gastric body under white light imaging. The lesion had a granular surface, a reddish mucosa with erosion, and a shallow ulcer. M–NBI（narrow band imaging with magnification）showed an irregular microsurface and an irregular microvascular pattern with a demarcation line. Importantly, findings in the vessels within epithelial circle were similar to those in the depressed lesion. After 9 days, the lesion increased in size and the ulceration deepened. No surface structure was observed and M–NBI showed the presence of extended blood vessels at the margin of the lesion. Histological analysis of the revealed medium–to–large sized lymphocyte infiltration with "starry sky" macrophages. The lesion was accurately diagnosed as BL based on immunohistochemical analysis and the diagnosis was confirmed by molecular FISH analysis, which detected DNA rearrangements in the MYC gene. The patient was provided intensive multi–agent chemotherapy, including R–hyper CVAD and DA EPOCH–R. Currently, at 3 years and 10 months after chemotherapy initiation, she remains alive and well despite a Dumbbell–like shaped stomach. This case report indicates that gastric BL can be successfully managed if aggressively treated in the early stages.

[1]Department of Gastroenterology, Fukui Prefectural Hospital, Fukui, Japan.

[2]Department of Pathology, Fukui Prefectural Hospital, Fukui, Japan.

[3]Department of Hematology and Oncology, Fukui Prefectural Hospital, Fukui, Japan.

编辑后记

小田 丈二　東京都がん検診センター消化器内科

本书由病理医生新井、临床医生竹内等担任策划。

过去，上消化道内镜检查中的咽部只是作为内镜从食管插入胃内时的必经之路，但随着内镜设备的发展，可以观察得更加详细，因此检查者对该部位的认识也发生了改变。现在随着对策型胃镜检查的普及，从通常的诊疗场所到检查场所均引入了内镜检查，这给胃癌和食管癌的筛查带来了巨大的福音，但事实上对于消化道认知较低的咽部的观察至今仍容易被疏忽。

策划本书的目的是让读者重新认识到早期发现咽癌的重要性，加深对咽部浅表癌的理解，以及了解诊断和治疗方面的共识。

作为序言，小山讲述了咽部浅表癌的发现、诊断和治疗的历史。虽然其历史尚短，但近年来病例数量有所增加，相信通过进一步的研究可以进行详细解析。

藤井的论文从病理组织学的角度进行了解说，特别是 IPCL（intra-papillary capillary loop）和 NBI（narrow band imaging）放大观察结果以及病理组织学图像的关系。此外，对 WHO（World Health Organization）分类与头颈癌处理规范之间的差异，及其差异产生的原因、浸润和淋巴结转移的风险，与 HPV（human papilloma virus）的关联等也进行了详细的解说。虽然对于临床医生来说有复杂难懂之处，但是临床医生和病理医生之间的相互理解非常重要。

井上的论文介绍了使用经口内镜进行筛查诊断、Valsalva 法及其方法、白光和 NBI 的区别使用等观察方法。还涉及了不同部位病变的发生率，论述了临床医生今后应注意的事项。

南方的论文对咽癌的范围诊断、深度诊断进行了解说。关于 NBI 和碘染色的范围诊断，以及深度诊断中肉眼型，特别是隆起型和上皮下层浸润癌，IPCL 的血管形态在诊断时很有参考价值，但也存在需要注意的病变。

在川田的论文中，作为该领域的经口治疗专家，详细介绍了 ESD（endoscopic submucosal dissection）与 ELPS（endoscopic laryngopharyngeal surgery）的适应证病变的选择和具体方法，包括难以切除部位的治疗方法也进行了解说。有时候单靠内镜医生难以完成，可能需要与外科、耳鼻咽喉科、头颈外科等合作。

在饭冢的论文中，解说了内镜切除后的治疗效果。关于切除后的随访，存在脉管侵犯阳性和肿瘤厚度为超过 1000 μm 的病例，应每半年进行一次 CT 检查和颈部超声检查，尽早发现可能的淋巴结转移并采取相应措施，以期待长期预后。

清水的论文指出，内镜切除后的异时性多发的概率很高，特别是对于背景黏膜的状态，在初次治疗时，全身麻醉下进行碘染色时的不染区越多，越与食管一样，异时性多发的风险越高。异时性多发在长期随访中也会出现，尽早发现很重要，为此需要注意具体的观察步骤。放射治疗后内镜观察时，必须注意喉头水肿。

作为受关注的话题，请大家看藤

原关于经口机器人辅助手术（transoral robotic surgery，TORS）的论文。阐述了TORS的实际情况以及TORS的现状。

作为主题病例的集中呈现，菊池、卜部、前田、竹内的各论文，都是有趣的病例，作为内镜医生一定要记住。

咽部浅表癌的微创治疗给患者带来了巨大的好处，为此术前诊断是很重要的。但是很遗憾，这次并没有看到深度诊断方面的更新，期待今后的新进展。另外，在研究发育进展的基础方面，进行全面观察，通过摄影累积病例很重要。但是否仅以咽癌的高危人群为对象，以及在摄影步骤和未搭载IEE（image enhanced endoscopy）的内镜设备上摄影的注意事项等，都有待标准化。

希望本书能够帮助进行上消化道内镜检查的读者们，尽早发现咽部浅表癌。

Stomach and Intestine

《胃与肠》系列中文版

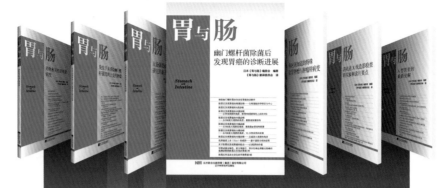

消化内科医师必读的专业性图书

《胃与肠》中文版以消化道形态学诊断为中心，每本有一个主题，结合内科、外科及病理，以提高疾病诊断能力为目的，病历报告涵盖内容广泛，用优质的内镜图像解释疾病，是消化内科医师必读的专业图书。

大套系二维码

《胃与肠》官微二维码

——————《胃与肠》系列书目——————

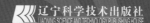

辽宁科学技术出版社
LIAONING SCIENCE AND TECHNOLOGY PUBLISHING HOUSE